Sarah Gibelin

La musicothérapie interactive

AF153148

Sarah Gibelin

La musicothérapie interactive

Les effets subtils de la musicothérapie sur les jeunes en IME (Institut médico-éducatif)

Éditions universitaires européennes

Impressum / Mentions légales
Bibliografische Information der Deutschen Nationalbibliothek: Die Deutsche
Nationalbibliothek verzeichnet diese Publikation in der Deutschen
Nationalbibliografie; detaillierte bibliografische Daten sind im Internet über
http://dnb.d-nb.de abrufbar.
Alle in diesem Buch genannten Marken und Produktnamen unterliegen
warenzeichen-, marken- oder patentrechtlichem Schutz bzw. sind
Warenzeichen oder eingetragene Warenzeichen der jeweiligen Inhaber. Die
Wiedergabe von Marken, Produktnamen, Gebrauchsnamen, Handelsnamen,
Warenbezeichnungen u.s.w. in diesem Werk berechtigt auch ohne besondere
Kennzeichnung nicht zu der Annahme, dass solche Namen im Sinne der
Warenzeichen- und Markenschutzgesetzgebung als frei zu betrachten wären
und daher von jedermann benutzt werden dürften.

Information bibliographique publiée par la Deutsche Nationalbibliothek: La
Deutsche Nationalbibliothek inscrit cette publication à la Deutsche
Nationalbibliografie; des données bibliographiques détaillées sont
disponibles sur internet à l'adresse http://dnb.d-nb.de.
Toutes marques et noms de produits mentionnés dans ce livre demeurent
sous la protection des marques, des marques déposées et des brevets, et sont
des marques ou des marques déposées de leurs détenteurs respectifs.
L'utilisation des marques, noms de produits, noms communs, noms
commerciaux, descriptions de produits, etc, même sans qu'ils soient
mentionnés de façon particulière dans ce livre ne signifie en aucune façon
que ces noms peuvent être utilisés sans restriction à l'égard de la législation
pour la protection des marques et des marques déposées et pourraient donc
être utilisés par quiconque.

Coverbild / Photo de couverture: www.ingimage.com

Verlag / Editeur:
Éditions universitaires européennes
ist ein Imprint der / est une marque déposée de
OmniScriptum GmbH & Co. KG
Heinrich-Böcking-Str. 6-8, 66121 Saarbrücken, Deutschland / Allemagne
Email: info@editions-ue.com

Herstellung: siehe letzte Seite /
Impression: voir la dernière page
ISBN: 978-3-8417-4182-0

La musicothérapie interactive
Les effets subtils de la musicothérapie sur les jeunes en IME

« Parler est un besoin écouter est un art » Johann Wolfgang von Goethe

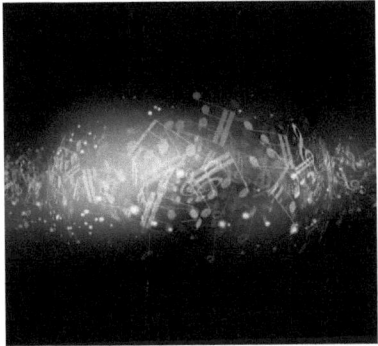

La musicothérapie nécessite présence et écoute dans un vrai travail relationnel

Remerciements

Je remercie du fond du cœur ma responsable de stage qui par beaucoup de conseils m'a permis d'avancer.

Egalement un grand merci à la directrice de l'IME et la cadre socio-éducatif pour m'avoir donné cet espace pour faire mon stage dans les meilleures conditions possibles.

Merci aussi à toute l'équipe, je mesure ma chance de trouver une équipe professionnelle bienveillante et à l'écoute des jeunes en souffrance et chacun à son poste n'ont pas hésité de me parler des jeunes et des raisons qui les ont amenés à l'IME.

Ma gratitude va aux enfants de l'IME, leur accueil chaleureux et les moments de grâce que j'ai pu vivre et accueillir avec amour me confortent, donnent du sens à mes prises en charge et beaucoup d'énergie.

A tous les intervenants du CIM, qui ont su nous transmettre cette qualité de l'écoute, de l'observation de nous-mêmes pour aller vers les autres dans une dynamique de soi vers l'autre mais aussi de l'autre vers soi, j'adresse mes sincères remerciements.

Enfin merci à mon mari et mes deux enfants pour leur soutien et leur patience.

HYPOTHESE DE TRAVAIL

Après une semaine d'observation et d'immersion dans l'univers des jeunes en IME (Institut Médico Educatif), classes et ateliers. Riche de mes apprentissages au CIM (Centre International de Musicothérapie) et de mon bagage musical, j'ai commencé mon stage de musicothérapie dans une IME en Ile de France.

J'ai eu en charge deux groupes de 4 et 5 jeunes entre 10 ans et 13 ans souffrant de différents troubles de comportements et des troubles non identifiés avec des déficiences mentales et intellectuelles à des degrés différents.

J'ai eu également en charge un groupe de 2 jeunes atteints de troubles de l'autisme (TED), j'ai pu aussi les avoir, occasionnellement, en séance individuelle.

J'ai mis en place des ateliers de musicothérapie active avec des improvisations musicales à l'aide d'instruments tels que djembés, xylophone, piano, triangle, mais aussi de vocalises et l'utilisation de techniques de mimes apprises au CIM.

L'utilisation de quelques techniques du Sound Painting (langage de signes pour les artistes) que j'ai apprise lors d'un stage avec Walter Thompson[1], et qui permet la composition en temps réel, cet outil a été un moyen ludique de création et de concentration très précieux.

L'atelier de musicothérapie active que j'anime a pour but d'offrir un cadre pour ressentir et lâcher prise. Ce qui permet au jeune de retrouver son statut de sujet capable de dire JE et TU sans recherche de résultats, voire d'esthétique.

Je dois préciser à ce stade que je parle de musicothérapie active, c'est juste pour faire la différence avec la musicothérapie dite réceptive qui consiste à écouter un choix de musiques enregistrés choisis par le patient ou le thérapeute ou les deux pour rechercher un effet donné, amener le patient à verbaliser une souffrance ou apaiser des tensions, etc.

Il va de soi qu'il y a aussi une intersubjectivité psychique et une interaction entre le patient et le musicothérapeute aussi dans ce type de musicothérapie dite passive.

Ma pratique est à but thérapeutique. Mon désir était l'amélioration de leur prise de conscience et une meilleure intégration du schéma corporelle par l'action psychophysiologique et émotionnelle de la musicothérapie.

Au fur et à mesure du déroulement des séances, des constantes autour de la présence corporelle, l'écoute interactive, la recherche d'attention plus au moins marquée chez les jeunes m'ont fait prendre conscience du jeu de l'interaction thérapeute- patient « on ne sait pas toujours l'effet qu'on a sur les autres », la musique crée cet espace transitionnel ou les différentes créativités se rejoignent.

---

[1] Walter Thompson compositeur et inventeur du Sound Painting (langage de signes universel pour les artistes)

J'ai pu d'ailleurs ressentir le processus d'interaction avec les jeunes à travers la musique improvisée avec une intensité inattendue pour ma part. Cela a été complétement absorbant et fascinant, ainsi ma rencontre avec les enfants autistes m'a fait voyager dans un autre monde et cette rencontre m'a transformée alors que je n'avais jamais rencontré d'autistes auparavant.

Mon hypothèse de travail sera comment la musicothérapie interactive peut avoir des effets subtils et déclencher des états de motivation et des expériences relationnelles.

Je vais expliquer comment se déroule l'interactivité avec les jeunes à travers la musique et les effets ressentis, et ceci sans prétention de résultat extraordinaire, ce fut plutôt une aventure humaine qui m'a et leur a beaucoup apporté et nous a projeté dans le monde de l'espoir et du possible et ceci toujours dans l'instant présent.

Pour cela je vais décrire mes séances avec les jeunes atteints de spectre autistique et aussi les groupes de jeunes atteints de déficiences mentales en expliquant comment la musique a pu impulser le jeu et la créativité dans un processus thérapeutique. Mais aussi les difficultés rencontrées à travers mes propres limites tout en restant infiniment optimiste. Je vais illustrer mes propos par des théories psychanalytiques de différents auteurs Chantal l'heureux, Winnicott, Delion, etc.

Table des matières

INTRODUCTION

Dans un article paru dans le New York Times le 07 Juin 2013 [2] Robert J.ZATORRE et Valorie N.SALIMPOOR expliquent que l'homme au 21éme siècle dépense beaucoup de temps et d'argent pour se procurer la musique et aller aux concerts et jouer aux instruments qui lui plaisent.

Ils expliquent aussi que cela n'est pas nouveau et que même au temps des paléolithiques l'homme des cavernes dépensaient beaucoup de temps et d'effort pour la musique la preuve des flutes trouvés à base d'os d'animaux de cette époque.

Beaucoup de questions se posent autour de la musique et pourquoi cela nous touche au plus profond de nous-même, les neurosciences apportent quelques réponses parmi lesquels, la musique touche une partie du cerveau lié à la motivation et que dans les moments ou l'émotion et le plaisir optimum à l'écoute d'un morceau qui nous touche, notre cerveau produit une molécule « la dopamine ».

Bien sur la dopamine n'est pas la seule explication de notre motivation pour la musique si non comme expliqué dans l'article, le sexe, la nourriture peuvent aussi procurer ce plaisir.

Ce qui est intéressant et souligné dans cet article c'est que ce neurotransmetteur est aussi activé par anticipation du plaisir qui va être procuré à l'écoute ou la production des sons désirés, cela me semble important de le souligner car j'ai pu vérifier cette anticipation du plaisir de l'écoute chez les jeunes en général et chez les autistes en particulier.

Après les recherches faites par l'équipe de l'hôpital Mc Gill de Montréal dont je ne détaillerai pas ici, ce n'est pas le propos de mon livre, la musique touche les circuits du cerveau qui nous permet de prévoir l'avenir et se rappeler notre passé. J'ai pu observer cette anticipation auprès de patients atteints de la maladie d'Alzheimer et de démences apparentés à l'ORPEA ou j'ai effectué mon premier stage mais aussi avec les jeunes autistes et les autres enfants atteints de déficiences mentales.

« So each act of listening to music may be thought of a both recapitulating the past and predicting the future. When we listen to music, these brain networks actively create expectations based on our stored knowledge »[3]R.ZATORRE & VALORIE N.SALIMPOOR

 « La musique a ce pouvoir de toucher nos cœurs et de remonter le moral, de nous unir et de traduire l'inexprimable, de nous transporter à d'autres époques et en d'autres lieux et d'apaiser et de stimuler nos corps, nos pensées et notre esprit. Elle nous rejoint de mille manières et, comme outil thérapeutique, elle peut grandement améliorer les soins en fin de vie » [4]Docteur Deborah Salmon

---

[2] Article entier de R.ZATORRE & VALORIE N.SALIMPOOR en anglais « voir Annexe »

[3] R.ZATORRE Pofesseur de Neurosciences à Montreal Neuroscience Institute and Hospital at McGill University & VALORIE N.SALIMPOOR postdoctoral neuroscientist at the Baycrest Health Sciences Rotman Research Institute of Toronto.

[4] Docteur Deborah Salmon musicothérapeute au centre universitaire Mc Gill à Montréal

Le handicap et la Musicothérapie

Définitions :

D'après l'INSERM : « La santé mentale est une composante essentielle de la santé humaine. Une proportion non négligeable d'enfants et d'adolescents (environ 12 % en France) souffrent de troubles mentaux, c'est-à-dire de troubles de certaines de leurs activités mentales, qui interfèrent avec leur développement, freinent leurs apprentissages scolaires et compromettent leur devenir par une répercussion sur la qualité de vie au quotidien »

Le handicap mental [5] est la conséquence d'une déficience intellectuelle. La personne en situation de handicap mental éprouve des difficultés plus ou moins importantes de réflexion, de conceptualisation, de communication et de décision. Elle ne peut pas être soignée, mais son handicap peut être compensé par un environnement aménagé et un accompagnement humain, adaptés à son état et à sa situation

Le handicap psychique [6] est, quant à lui, la conséquence d'une maladie mentale. Comme le définit l'Unafam[7], la personne malade mentale est un individu « qui souffre de troubles d'origines diverses qui entachent son mode de comportement d'une façon momentanée ou durable et inégalement grave ».

Exemples de maladies mentales : Autisme, Trisomie21, X fragile, syndrome de Mire,..

Il existe aussi d'autres troubles développementaux cognitifs spécifiques, incapacité de fixer l'attention sur une activité, un retard d'acquisition des fondamentaux scolaires d'où incapacité à poursuivre dans un cursus dit ordinaire.

La loi du 11 Février 2005 pour l'égalité des droits et des chances, la participation et la citoyenneté des personnes handicapée définit le handicap ainsi :

«Constitue un handicap, au sens de la présente loi, toute limitation d'activité ou restriction de participation à la vie en société subie dans son environnement par une personne en raison d'une altération substantielle, durable ou définitive d'une ou plusieurs fonctions physiques, sensorielles, mentales, cognitives ou psychiques, d'un poly handicap ou d'un trouble de santé invalidant. »

Les Instituts Médico Educatifs **I.M.E** accueillent les enfants avec des déficiences cités ci-dessus de 6 à 20 ans.

---

[5] Source site internet unapei.org - rubrique différence entre handicap « mental » et « psychique »
[6] Source site internet unapei.org - rubrique différence entre handicap « mental » et « psychique »
[7] Union nationale des amis et familles des malades psychiques

Le rôle de la Musicothérapie en IME.

La musicothérapie pratiqué à l'IME cherche à privilégier l'accueil de jeunes en grande souffrance de communication, elle vise à soutenir la construction identitaire, encourager l'organisation psychique, enrichir, développer les potentialités relationnelles en s'appuyant sur ce médian qu'est la musique.

Le musicothérapeute travaille en collaboration avec l'équipe psycho-médicale pluridisciplinaire et sa prise en charge est indiquée dans les cas suivants (liste non exhaustive) d'une manière individuelle ou collective :

- Troubles de la relation et de la communication
- Manque d'estime de soi, fragilités narcissiques
- Blocages psycho/corporelle et /ou intellectuelle
- Troubles caractériels

La musique prend la place de tiers dans la relation patient thérapeute ce qui permet un décentrement par rapport à une place de maitrise ou de supposé savoir. L'écoute offerte, le regard de l'autre, sa présence, vont amener le sujet à se présenter lui-même et à identifier son propre désir.

La dimension ludique et le mode d'expression non verbal offerts par la musique ouvrent au sujet un espace de communication et de création sécurisant, contenant ou le plaisir sensoriel et émotionnel agissent comme moteur dans la prise de conscience de soi, de l'autre, du corps et de son énergie. La musique en tant que langage symbolique et culturel permet à la fois de se nourrir sur le plan émotionnel, et participe à la socialisation et l'intégration culturelle.

La musicothérapie utilise les propriétés du son et de la musique dans l'élaboration de méthodes diagnostiques à la recherche d'une efficacité thérapeutique, celles-ci sont indiqués en fonction des projets de soins et des champs d'applications.

Complément aux antis douleurs, elle procure apaisement et stimule le cerveau par la production d'endorphines (anti- stress et anti- anxiété) mais aussi par la production de la fameuse molécule ocytocine

L'ocytocine est une hormone synthétisée naturellement par l'organisme, elle met en interaction les zones de cerveau liées aux relations et interactions sociales, elle a un rôle de l'attachement maternel, L'une des raisons qui fait que la musicothérapie en complément d'autres thérapies comportementales reste une aide et un atout précieux nécessaires aux **autistes** qui manquent de cette fameuse hormone, ce qui provoque des déficiences du langage et rend plus compliquée la cognition sociale. (Source site de l'université Mc Gill à Montréal)

L'Institut Médico Educatif

Présentation de l'IME : source Livret d'accueil de l'IME

L'institut Médico Educatif ou j'ai fait mon stage fait partie de la Fédération des APAJH (Association pour Adultes et jeunes Handicapés).

Il accueille en externat une cinquantaine d'enfants, adolescents et jeunes adultes de 6 à 20 ans.

La mission de l'IME est d'accueillir, éduquer, soigner et d'instruire des enfants adolescents et jeunes adultes souffrant de déficiences intellectuelles ou troubles envahissants du développement qui ne peuvent pas intégrer un parcours scolaire ordinaire et ceci dans le cadre d'un projet individualisé d'accompagnement.

L'équipe de L'IME se compose de : La directrice, Une cadre socio-éducatif, Un cadre comptable, Une secrétaire de direction, 16 éducateurs, 2 psychologues, 1 psychomotricienne, 1 médecin généraliste, 1 orthophoniste.

Les objectifs de l'unité d'accueil enfants de 6 à 14 ans portent sur les aspects visant à la socialisation, l'autonomie, l'adaptation à un cadre institutionnel et aux règles nécessaires à la vie en collectivité et donc le travail est axé sur le développement de toutes potentialités de l'enfant (cognitives, motricité fine, expression, communication,...)

L'unité d'accueil Adolescents et jeunes Adultes (14 à 20 ans) prépare les jeunes à une insertion sociale et professionnelle adaptée à leurs attentes, besoins et compétences via des ateliers éducatifs visant l'acquisition et le renforcement des compétences liés à la gestion du quotidien (courses, repas,...), également des compétences sociales (transport, prévention, citoyenneté,...) et également des projets pour s'épanouir dans d'autres domaines artistiques (musique, art du jardin,...)

Enfin l'IME attache une importance particulière au travail avec les familles, un référent est désigné dans l'équipe éducative qui sera l'interlocuteur privilégié du jeune et fera le lien entre lui, l'équipe et la famille.

L'IME organise aussi des conseils de vie scolaire, des réunions parents professionnels, mais aussi des moments festifs, portes ouvertes pour favoriser les échanges des familles avec les professionnels.

Je vais ci-dessous expliquer en partie la vie de l'IME à travers ma semaine de découverte ou j'ai pu voir un certain nombre d'activités scolaires et autres.

Première semaine en IME : semaine découverte

Il a été décidé d'un commun accord, que j'allais faire la découverte des différents ateliers et voir les jeunes dans le cadre scolaire avec leurs institutrices spécialisées et les éducateurs spécialisé(e)s.

Le 1er jour – Accueil des enfants au portail de l'IME

Les enfants descendent des différents bus qui les ramènent de chez eux à l'IME, tous tendent la main pour saluer les éducateurs et les institutrices, à préciser que l'IME n'est pas équipée pour accueillir des handicapés moteurs, les enfants sont ou soit atteints d'handicap mentaux ou troubles envahissants de développements (autistes) ou autres troubles non identifiés.

Les jeunes vont après dans leur différents ateliers ou classes.

Le matin : Classe des grands

Participants ce matin : une dizaine d'enfants de 14 à 17 ans.

Ces jeunes souffrent de différentes pathologies, syndrome de Mire, syndrome de X fragile, syndromes autistiques mais aussi des déficiences intellectuelles liés à des pathologies non identifiés.

Le retard scolaire est évident pour la majorité des élèves à cause de leur handicaps identifié ou pas, le niveau n'est pas homogène et reste très faible au regard du cycle ordinaire des jeunes de leur âges, niveau CE2 pour l'enfant le plus avancé. La scolarisation reste néanmoins, un moment important pour l'acquisition de bases et aussi des règles de socialisation pour vivre en société.

Après la récréation du matin, l'institutrice a fait un atelier mathématique avec l'orthophoniste pour aider les jeunes à compter et associer un nombre défini d'objets.

Des jeunes de 16 ans et plus qui n'arrivent pas des fois à compter jusqu'à 8, c'est ça la réalité du handicap et l'objectif de l'IME est d'entourer ces jeunes et les accompagner au-delà de leurs handicaps.

L'après-midi : Classe des moyens

L'après-midi à partir de 13h30, je suis allée dans la classe des moyens entre 9 et 13.L'institutrice annonce le cadre et les activités, l'anglais en fait partie à l'aide d'une chanson « Hello », après les aider à se situer dans le temps, quel jour on est, la date, la météo, les anniversaires du jour ou du mois, bref ça doit être le programme du CE1- CE2

La scolarisation de ces jeunes est indispensable pour acquérir une certaine expérience sociale, ce qui peut nous sembler normal dans l'apprentissage peut représenter des choses très difficiles pour eux et il faut leur permettre de ne pas sentir exclu.

Mercredi 2ème journée matin : Atelier conditionnement

Participants : 5 jeunes de 17 à 18 ans.

Activité du matin : découper du papier pour faire des boites et aussi mettre des bouchons dans des paniers dédiés à cet effet, faire différents travaux spécifiques dans le but d'intégrer une entreprise qui emploie des Handicapés.

Objectifs : respect des horaires, le temps mis pour exécuter une tache, le temps pour les pauses et donc intégrer le rythme de journées de travail tel que ça se présente dans la vie professionnelle.

Jeudi 3ème jour matin : Atelier art et jardin

Participants : Yaël (syndrome de mire), Sandra (trisomique), Paul (trisomique) et Gaëlle (autiste)

Les activités manuelles de ce matin étaient de découper du tissu ou de petits panneaux en plastique, faire des pochettes ficelés après avoir mis de la lavande séchée, etc.

Jeudi 3ème jour après midi : atelier « journal TV »

Participants : Carole -Sandra-Paul et Alexandre

Le but de l'atelier est d'apprendre d'une manière ludique à appeler quelqu'un pour prendre rendez-vous pour une demande particulière, dans le contexte actuel c'était pour aller filmer les jeunes au travail dans l'atelier conditionnement.

Je mesure la complexité de la tâche pour un jeune déficient à intégrer un geste qui peut nous paraître des plus banals de la vie quotidienne et qui nécessite plusieurs séances d'apprentissage pour les jeunes de l'IME.

Vendredi : 4ème jour matin, Activité Poney.

Participants : Carole, Estéban, Laurent, Adam, Adelaïde, Sandra, Stéphanie, Daniel

Après avoir posé le cadre au gymnase, nous avons pris le bus pour aller au centre équestre.

Arrivé au centre équestre, Les jeunes ont mis leur bombe et direction les box pour préparer les chevaux. On s'est tout divisé en 2 groupes, la psychomotricienne et moi dans un groupe et la monitrice du club est restée avec les 4 autres jeunes

Le but est que chacun s'occupe de son poney, le brosser et mettre la selle, le licol pour pouvoir le monter. Le cheval comme la musicothérapie est un médian pour prendre contact avec son propre corps et ses propres sensations.

Au manège, certains se débrouillaient mieux que d'autres, la monitrice avait du mal à faire monter Estéban parce qu'il se laissait porter, ses muscles se raidissaient et il ne pouvait pas bouger ses membres inférieurs, la psychomotricienne a pu le rassurer.

Une fois sur le poney, Estéban avait l'air de mieux se débrouiller, il a pu marcher et même trotter un peu, il me regardait tout le long pour me montrer qu'il savait faire et surtout pour se sécuriser, une adhésivité psychique par le regard pour se sentir « exister » et sécurisé.

« Face à des angoisses et des craintes d'effondrement, des installations en adhésivité par collage psychique ou physique à l'autre peut provisoirement apaiser les angoisses » [8] Chantal L'heureux

La psychomotricienne me disait que Estéban semble être coupé par moments de son corps, son angoisse prend beaucoup de place et déborde sur tout le reste, donc il crée ce clivage temporaire pour trouver un apaisement corporel.

Estéban semble avoir peur du monde extérieur qui l'entoure et appréhende tellement la réaction négative des autres et ça le perturbe jusqu'à un moment donné il explose pour confirmer sa peur ou essayer de la contrôler en se disant j'avais raison le monde est hostile.

Le Docteur Pierre Delion [9] explique : « Des états de clivages s'installent. Ils désignent le fait que le corps soit vécu comme partagé en deux, clivé entre les vécus sensoriels ou émotionnels et les pensées pour se protéger d'intensités trop fortes qui feraient effraction. Ils entrainent des refuges dans une pensée dispersée ou tous les tiers sont coupés. Ces installations en clivage seront envisagées dans une perspective d'apaisement ».

Vendredi : 4ᵉᵐᵉ jour après midi : classe avec 2 autistes de 17 ans Marie et Aubin

J'ai pris contact avec Marie et Aubin dans leur salle de classe, en début d'après-midi. Un pictogramme indique les différentes activités, la date du jour, etc....L'institutrice a instauré un « contrat ludique », chaque fois qu'une étape est terminée le jeune se rapprochait de la récompense en cumulant des jetons. La récompense de Marie est sous forme de bonbons, et Aubin était motivé d'avoir de jetons pour avoir l'ordinateur et écouter les comptines qu'il adore.

Vendredi : 4ᵉᵐᵉ jour après la récréation : les petites coccinelles

Arthur est un jeune autiste, j'ai mis un cd de percussions avec l'accord de l'éducatrice, Arthur a adoré et a remis le même morceau plusieurs fois de suite et a dansé avec moi, il m'a également fait un câlin, la musique a permis ce lien, Sylvain un jeune trisomique de 10 ans a aussi dansé sur cette musique.

---

[8] Chantal lheureux dans le colloque de 2008 sur les vécus corporels des personnes autistes, handicapés ou personnes âgées.

[9] Pierre Delion est un médecin psychiatre et psychanalyste français.

Mes prises en charge

Présentation des jeunes et ateliers

Le 1er atelier en début d'après-midi est celui des jeunes autistes qui viennent avec leur institutrice sur une partie de l'après-midi d'une durée de 1h à 1h30.

Les deux jeunes sont atteints de troubles envahissants de développement et sont différents Marie plus avancée qu'Aubin sur le plan cognitif mais semble moins en relation avec son environnement qu'Aubin.

1er atelier

Atelier N°1	Participants	diagnostic	AGE	Commentaires
Jeune	Aubin	TED	17	
Jeune	Marie	TED	17	En famille d'accueil
Adulte	L'institutrice	N/A	N/A	
Adulte	Sarah (stagiaire musicothérapeute)	N/A	N/A	

Avant de parler de l'atelier N°2 et 3 des jeunes adolescents, je dois préciser que je prends en charge ces jeunes sans rien connaitre de leur histoire ni pourquoi ils sont à l'IME.

La chef de service a préféré ne rien dire pour que je ne parte pas avec des préjugées ce que je comprends parfaitement, les jeunes ne peuvent se résumer à leur pathologies

Je sais que chaque jeune est un être musical unique à part entière, il n'existe pas de recette musicale miracle, chacun sa musique, ses gouts, son histoire, les souvenirs qui se rattachent, la peau qui réagit à tel ou tel son, timbre intensité, hauteur, forme, etc.

Je prends aussi conscience que je prends en charge un groupe et donc il y a une dynamique de groupe qui va s'installer ou pas. Ces jeunes ont la même tranche d'âge, ils ont aussi des styles et des musiques communs qu'on peut entendre et écouter dans les radios de jeunes.

Je vais essayer de stimuler, faire le lien entre le comportement, le ressenti et le niveau sensoriel et émotionnel de chaque participant

L'objectif de ma prise en charge est de compléter d'autres formes de prise en charge psychothérapie ou autre.

- Offrir un cadre et un moment de détente ou les jeunes peuvent s'exprimer et se sentir eux-mêmes sans étiquette
- Mettre l'accent sur leurs forces.
- Approcher leurs difficultés différemment
- Etre dans l'instant présent avec une présence et une écoute bienveillante.

La musicothérapie est souvent bien accueillie car elle procure une sécurisation, un espace sonore contenant à la manière du holding de Winnicott[10] permettant au patient d'aller vers le lâcher prise et les sensations de plaisir mais aussi un apaisement et une meilleure qualité de prise ne charge par les différents intervenants.

Winnicott identifie trois fonctions maternelles, indispensables pour le développement harmonieux de l'enfant : (source Internet)

- l'**object-presenting** (la présentation de l'objet) : la mère, en étant là, présente au bon moment, permet à l'enfant de lui attribuer une existence réelle mais aussi d'éprouver l'illusion qu'il crée l'objet. Il fait l'expérience de l'omnipotence, autrement dit de la toute-puissance.

- le **holding** (le fait de tenir, de contenir) : la mère qui soutient l'enfant par ses soins, sa protection, ses bercements, etc. à un rôle de pare-excitation, c'est-à-dire qu'elle lui permet de tempérer des excitations dont l'intensité trop importante dépasserait ses capacités d'y faire face. Cette fonction est fondamentale dans l'intégration du moi qui trouve ainsi, couplée avec le développement sensori-moteur, des repères simples et stables, qui apprend à reconnaître ce que l'enfant ressent (la faim, le froid, l'inconfort de la couche mouillée, etc.). De l'intégration du moi dérive le sentiment du "je suis".

- le **handling** (la manipulation physique du bébé) : les soins prodigués à l'enfant participent à ce qu'il puisse se constituer une intériorité et des limites corporelles. Par exemple, le contact de l'eau chaude sur sa peau au cours du bain lui permet de sentir la surface de son corps, l'habillage l'aide à se figurer comme ayant un tronc, deux bras, deux jambes, etc. Cette fonction intervient dans la personnalisation. Grâce au holding et au handling, la psyché s'installe dans le soma, l'enfant acquiert le sentiment d'habiter son corps.
Petit à petit, la dépendance devient moins radicale. La **mère suffisamment bonne** est celle qui n'est capable de suivre les possibilités de son enfant à faire face à la frustration, ni trop longtemps absente, ni trop possessive ou envahissante. Le passage d'une adaptation parfaite aux besoins de l'enfant à une moindre adaptation s'effectue progressivement ce qui permet au nourrisson de quitter l'état de fusion sans passer par des angoisses insupportables dues à la perte brutale du holding et du handling mais également d'associer ses sentiments de colère à l'absence de la mère et de maintenir en lui une représentation de celle-ci.

---

[10] **Donald Woods Winnicott** (7 avril1896 à Plymouth - 28 janvier 1971) est un pédiatre, psychiatre et psychanalyste anglais (se référant à l'École anglaise de psychanalyse)

Atelier N°2

Atelier N°2	Participants	Diagnostic	AGE	Commentaires
Jeune	Damien	N/I	13	
Jeune	Jonathan	N/I	13	
Jeune	Justine	N/I	11	
Jeune	Pauline	N/I	13	
Adulte	Sarah (stagiaire musicothérapeute)	N/A	N/A	

Atelier N°3

Atelier N°3	Participants	Diagnostic	AGE	Commentaires
Jeune	Baptiste	N/I	13	
Jeune	Bastien	N/I	9	
Jeune	Odile	N/I	12	
Jeune	Patricia	N/I	13	
Jeune	Charlotte	N/I	12	A intégré l'atelier plus tard, après quelques séances
Adulte	Sarah (stagiaire musicothérapeute)	N/A	N/A	

Description des séances

Je décrirai quelques séances pour donner une idée du contenu et je mettrai quelques explications théoriques quand je fais le lien entre pratique et théorie et là et l'une de mes limites car tout ne s'explique pas, je suis souvent dans le ressenti et le moment présent.

Atelier N°1

Séance de musicothérapie **N° 1**
Participants : Marie– Aubin   Institutrice

L'institutrice est arrivée avec Marie et Aubin

Marie connait la salle parce qu'elle l'a déjà utilisé pour des séances de psychomotricité et aussi des séances de danse

Elle n'a pas tardé à retrouver le gros ballon, elle se roulait avec en chantant une chanson, c'était en anglais même si les paroles étaient incompréhensibles, elle avait intégré le rythme des chansons.

Le but étant de la sortir un peu de ses stéréotypies qui calment ses angoisses, et l'amener à un état d'apaisement temporaire pour la laisser ensuite retrouver ses répétitions.
J'ai installé des djembés au milieu de la salle et je l'ai invité à s'asseoir avec l'institutrice.

Elle a tapé dedans puis elle a décroché assez rapidement et repartie dans ses répétitions, je lui ai présenté le UKULELE, elle a gratté un peu les cordes puis pris ma main pour tester les cordes et le son qui vont avec, comme si elle avait peur de ce contact direct avec une matière inconnue et elle utilise mon corps comme prolongement du sien.

Le djembé étant à côté d'elle, elle voulait taper dedans avec ses pieds, on a constaté avec l'institutrice qu'a cette séance tout passait pratiquement par ses pieds, elle appuie fortement son pied afin de sentir son corps, elle n'est pas consciente des limites de son corps et vérifie ses sensations par mon intermédiaire.

Ses sensations passaient par le bas du corps et essentiellement les membres inférieurs, elle se roulait sur le ballon avec son dos en nous présentant ses pieds au niveau de ma taille pour que je la roule, elle a l'air d'être hyper sensible au niveau du bas du *corps*.

J'ai choisi d'alterner consciemment l'interaction directe avec elle et la laisser décrocher car on ne peut capter son attention en continu sans que cela ne soit trop intrusif.

Aubin était très angoissé c'est la première fois qu'il découvre la salle, il répétait en paroles, « pas de musique c'est la mère Michelle » plusieurs fois, je n'avais pas la comptine en CD, nous avons essayé avec l'institutrice de la lui chanter, ça ne l'a pas rassuré pour autant

Je lui ai présenté des instruments de musique, il a choisi un œuf qu'il a secoué quelques secondes puis l'a mis de côté en disant « pas de musique, après la récréation c'est le bus »

J'ai mis un CD de comptines, il réagissait bien à la comptine « Meunier tu dors » et rejetait complétement les autres chansons.

On voyait à son visage qu'il souffrait terriblement et je ressentais un chagrin à l'intérieur de moi-même à la vue de son visage.

J'ai mis un morceau du Cd « Harmony » une musique classique relaxante, il paraissait apaisé et on lisait une certaine tristesse dans son visage.

J'ai décidé avec l'institutrice d'arrêter la séance.

Marie et Aubin ont réagi chacun à sa façon à la musique.

Marie était dans la découverte fonctionnelle d'instruments de musique tout en essayant de délimiter son corps par une prolongation avec mon corps et Aubin était dans la découverte totale de la séance avec une grande angoisse.

On s'est dit avec l'institutrice que si la salle ne convenait pas, on pourrait envisager autre chose, il est important que l'atelier soit vécu positivement par Aubin car un conflit interne évident se lisait sur le visage et l'attitude corporelle d'Aubin.

Marie et Aubin ont interagi différemment à la musique dans ce 1er atelier.

Un peu de théorie sur l'autisme pour essayer de comprendre Aubin et Marie

L'autisme est un trouble envahissant de développement, on parle de spectre de l'autisme car il y a différentes formes.

On détecte souvent l'autisme à partir de la façon d'interagir avec le monde de l'enfant et ce dès l'âge de 2 ans.

L'enfant a du mal à prendre en compte l'existence de l'autre et que l'autre soit différent de soi.

« En contre point de signes cliniques présent dans l'autisme, il est possible d'affirmer, même très jeune, qu'un enfant n'est pas autiste. Les interactions sociales précoces entre un nourrisson et son entourage découlent de la qualité du milieu mais aussi de la compétence du bébé. En effet, très vite, un nourrisson à la compétence de dire à son entourage de s'intéresser à lui et de lui dispenser les soins nécessaires. Le bébé autiste n'a pas cette compétence d'intéresser les autres à son sort »[11] DR DELION

Un enfant qui est capable d'interagir avec l'autre par le regard s'il est sourd ou par l'audition s'il est aveugle, n'est pas autiste.

Caractéristiques générales d'un autiste :

- Regard intense et lointain, ou au contraire regard intrusif qui transperce
- Aucune communication avec l'extérieur, il a été constaté lors de stimuli visuels aucune modulation du visage, activité cérébrale pareil.
- Très souvent, il ne parle pas, les régions du cerveau liés à la parole sont moins activés et synchronisés, et donc l'autisme c'est aussi un défaut de synchronisation entre des régions du cerveau
- N'accède pas au jeu symbolique
- Incapable de se projeter dans la situation proposée, il manque d'imagination
- Manipule les objets de manière non fonctionnelle, pour les trier d'une façon répétitive pour une de leurs qualités sensorielles, le cerveau est organisé différemment et de manière plus complexe, il peut rivaliser avec un non autiste

---

[11] (03:16) source youtube VIDEO - DR DELION enfants Autistes.

- Si on donne une information à un autiste qu'il est capable de traiter, il le fera mieux qu'un non autiste.
- Les consignes non verbales lors d'un test peuvent être traitées d'une façon remarquable ce qui remet en cause la notion de déficience mentale
- Plus de garçons que de filles
- Incidence d'épilepsie
- Une autre vision du monde
- Une vie sociale limitée

Plusieurs façons d'aider les autistes :

Docteur Delion [12] : « La prise en charge envisage le trépied indissociable : éducatif (toujours) pédagogique (si possible) thérapeutique (si nécessaire) ».

Le volet éducatif repose sur l'idée socle que les parents sont les premiers éducateurs de l'enfant. Ils penseront dès lors à des pistes éducatives ajustées, soutenus si besoin par des professionnels.
Pour soutenir le développement cognitif de l'enfant autiste, le volet pédagogique est indispensable : l'expérience scolaire dans un environnement aménagé ou spécialisé est toujours porteuse pour l'enfant.
Sur le plan thérapeutique, des lieux thérapeutiques modulés en fonction de chaque enfant doit répondre à sa souffrance psychique tout en tenant compte des deux autres pools du trépied.

Sur le plan éducatif, la rééducation orthophonique, les méthodes ABA, TEACH et bien d'autres mais aucune méthode n'est consensuelle, il faut aussi le mettre à l'école (loi 2005) pour qu'il acquière un minimum d'expérience sociale.

Sur le plan psychanalytique, il ne faut pas rechercher un coupable (mère ou père), mettre les mots sur ses angoisses, l'aider à mettre du sens sur ses comportements et ses stéréotypies (transfert et contre transfert)

« S'occuper d'un autiste c'est lui permettre d'accéder à une vie d'autiste réussie et non d'accéder à une vie de non autiste ratée »[13] Dr Laurent MOTTRON

Dans le cas précis d'Aubin et Marie et d'après *les travaux de Geneviève haag[14], Aubin et surtout Marie serait dans la phase de découverte du bas du corps et donc selon la grille d'évaluation élaborée de 1 à 4 par celle-ci en collaboration d'autres praticiens , Marie serait*

---

[12] Docteur Delion pédopsychiatre, chef de service pédopsychiatrie de Lille Source Youtube

[13] Laurent MOTTRON est professeur au département de psychiatrie de l'Université de Montréal, clinicien et chercheur à l'Hôpital Rivière-des-Prairies. Il est directeur scientifique du Centre d'Excellence en Troubles Envahissants du Développement de l'Université de Montréal (CETEDUM). Auteur de nombreux articles scientifiques, il a publié aux éditions Mardaga en 2004, « l'autisme une autre intelligence ».

[14] Geneviève Haag Psychiatre, Psychanalyste

plus au moins à l'étape 3 mais cela n'est pas linéaire car on retrouve d'autres caractéristiques dans les autres étapes.

« *La réduction du clivage horizontal se fait par l'appropriation des membres inférieurs autour de l'axe du bassin, parfois marquée par des pliages en deux du corps, couchée ou debout. Le plus grand investissement des zones anale et sexuelle peut apparaitre, s'accompagnant souvent d'un déplacement des stéréotypies du haut du corps vers des masturbations plus ou moins compulsionnelles, mais des progrès sont possibles en mentalisation, symbolisation et langage : imitation de la mélodie de la phrase, émergence de mots, apparition du « non ».Par contre des fluctuations thymiques de type maniaco-dépressif peuvent venir remplacer les manifestations primaires de dépression* » [15]

Partie de la grille : III-Phase symbiotique installée -1) clivage vertical

EXPRESSIONS EMOTIONNELLES ET RELATIONNELLES	REGARD	IMAGE DU CORPS	LANGAGE VERBAL
-Etat hypomane assez élationnel (chanson...) -Mélange excitation /émotion/enthousiasme de l'ordre de l'objet idéal -Manifestations d'envie -stade qui commence a être commun avec les psychoses (les émotions apparaissent)	Strabisme pour éviter la binocularisation, la vision à distance -regard oral - regard pris dans la problématique de la pulsion orale, danger d'être mangé avec les yeux (ce n'est pas le bec prédateur)	Problématique du clivage vertical de l'IC : a) Côté pathologique : prendre la main pour faire. Se coller le côté sur le côté de l'autre. Possibles attitudes d'hémiplégie ou d'hyper serrage autour de l'axe, etc.. b) Côté réparation-restauration : jonctions entre les deux côtés, mains jointes, taper des mains, auto tenue, auto emprise. Si l'activité graphique préalablement sur une demi feuille, débordement et occupation de l'autre champ, etc.. -SVT, association anorexie : persécution au niveau de ce qui rentre.	Langage possible en écho ou en clivage variés : -démutisation en demi-mots, -démutisation en voyelles (sons vocaliques avec évitement des consonnes), -jeux avec les doublets (papa, dada, titi) avec une voix de tonalité normale.

---

[15] Article « Résumé d'une grille de repérage clinique de l'évolution de la personnalité chez l'enfant autiste »page 22 et 23

Atelier N°2

Séance de musicothérapie **N° 1**

Participants : Damien – Jonathan –Justine -Pauline

J'ai accueilli les jeunes à l'entrée de la salle, j'ai annoncé la couleur et mis une chanson des Beatles « let's dance » en leur demandant que chacun annonce son prénom en musique, c'est une façon de se présenter à soi et aux autres d'une manière ludique.

Jonathan a été le premier à se lancer et me montrer qu'il est à l'aise, les autres se sont prêtés au jeu, j'ai dansé avec eux et annoncé mon prénom en musique.

Cette introduction avait pour but de briser la glace, de se rappeler les prénoms surtout pour moi, j'ai choisi un morceau rythmé pour décharger la tension et capter leur attention par la suite.

Après on s'est assis en rond pour favoriser la cohésion et créer une bulle qui favorise la communication en étant tous au même niveau. J'ai expliqué le cadre le rituel de début de séance, pourquoi on est là, ce qu'on va faire et le temps qu'on va passer ensemble.

Jonathan commençait à perturber les autres et donc premier débordement à canaliser.

J'ai annoncé que cet atelier était là pour lâcher prise mais dans un cadre de respect mutuel de chacun, et cette fois ci j'ai donné un ballon en expliquant que celui qui a le ballon va se présenter et nous dire ses gouts musicaux et ce qu'il a l'habitude d'écouter et sur quel support (radios, cd, téléchargements, etc...), le ballon a bien servi pour les canaliser à l'exemple de bâton de paroles qu'utilise des fois les animateurs.

Il est important de leur faire découvrir de nouvelles musiques mais qu'ils retrouvent aussi des musiques qu'ils ont l'habitude d'écouter pour leur offrir un cadre sécurisant.

Musiques de décharge :

« La remueuse » d'Edelbert Style pop, « les vaches » de Marcel orchestre.

Les jeunes se sont tous mis à quatre pattes et à danser dans la position de la vache, et ils ont rigolé de bon cœur.

Après ces musiques rythmés qui nous ont servi de décharge de tension, on peut maintenant se poser.

Patricia est recroquevillée et assise en forme de fœtus sur la chaise et paraissait complétement crispée.

Damien a une gestuelle et la mouvance de son corps me parait peu confiant, il parle en baissant les yeux et n'ose pas me regarder.

Justine parait très joviale et peu concerné par ses copains, elle était là pour s'amuser.

Je les ai invités à prendre un instrument dans la caisse que j'avais ramené pour cela ou un djembé que j'avais déjà déballé avant leur arrivée.

Il faut noter que j'arrive une demi-heure avant le 1er atelier pour préparer la salle, monter les 5 djembés, mette la caisse préparer mes cd de façon à ne pas perdre le temps à chercher, il faut que l'atelier soit fluide et que les jeunes sentent une assurance de l'adulte qui est en face d'eux pour que justement le cadre soit contenant et rassurant.

Damien a choisi le Kalimba, Pauline la flute, Jonathan le Ukulélé et Justine a pris un djembé

J'ai demandé à ce que chacun propose un rythme et qu'on allait faire le même, cela nous amenait à s'écouter chacun et à se concentrer sur ce qu'on fait et ce qu'on propose.

Pour qu'ils puissent explorer et créer en toute liberté, il faut un cadre dans lequel ils existent pour eux même mais aussi aux yeux des autres, et cela sans la contrainte du résultat comme c'est demandé en classe ou peut être dans d'autres ateliers

Les jeunes ont proposé chacun un rythme, après j'ai demandé que cette fois ci on allait faire le rythme sous forme de question réponse et donc que l'on répondait au rythme proposé par un rythme différent, c'était cacophonique mais l'improvisation était là donc aucun jugement de valeur l'essentiel est de participer et d'y prendre plaisir.

Pauline à l'air plus détendue, son buste plus droit et un sourire timide.

Nous avons pris un temps d'échange à la fin pour savoir ce qu'ils ont pensé de cette première séance et s'ils souhaitaient revenir le vendredi d'après, ils ont dit oui à l'unanimité.

Le processus d'interaction avec les enfants à travers la musique improvisée peut être complétement absorbant et fascinant, j'ai été moi-même surprise de ma propre créativité qui a fait écho à la leur et finir par ne plus savoir qui a commencé quoi, l'essentiel était justement cette rencontre l'espace d'un temps, ou plutôt l'espace d'un son.

J'ai terminé la séance en mettant la même chanson du début pour signifier notre rituel de fin de séance et en se disant au revoir en musique.

Atelier N°3

Séance de musicothérapie **N° 1**
Participants : Baptiste -Bastien -Odile - Patricia

J'ai à peine fini de ranger les instruments du 1er groupe que Baptiste pointe le bout de son nez « Bonjour, comment ça va ? », il me fait remarquer qu'il est arrivé le premier.

Comme avec le premier groupe, j'ai mis la chanson du bonjour en annonçant les prénoms

J'ai mis les mêmes morceaux que pour le premier groupe et, ils ont aimé et étaient plus calmes et moins remuants que le 1er groupe. Cette première impression est-elle la bonne ?

Bastien cherche à se démarquer du groupe en s'opposant aux activités proposés, il dit qu'il ne voulait pas participer à la séance.

Je l'ai laissé dans le coin tout en lui laissant une chaise vide dans le cercle pour qu'il puisse nous rejoindre ce qui n'a pas tardé à se produire dès que j'ai commencé à demander au groupe qui aime quoi, il était le premier à répondre et à rejoindre le cercle.

J'ai proposé comme pour le premier groupe de choisir un instrument.

Baptiste a pris la flute, Bastien prend les 2 djembés et tape à tue-tête sur les 2 pauvres djembés, je suis obligé de l'arrêter pour qu'on puisse continuer sereinement la séance.

Nous avons chanté « dans la jungle, terrible jungle le lion est mort ce soir » tout en tapant dans le rythme sur les djembés.

Odile et Patricia sont attirées par le Ukulélé et adorent danser, elles finissent roulées par terre dès que j'ai mis la chanson les vaches du groupe Marcel.

Baptiste me dit qu'il n'aime pas danser, je lui ai dit que ce n'est pas une obligation mais que ça fait du bien de bouger même sur sa chaise.

Le rituel de fin pareil que le 1er groupe sur la même chanson de départ en se disant au revoir en musique.

La rencontre en musique a permis de chanter une chanson sans cacophonie dans le rythme.

Atelier N°1

Séance de Musicothérapie **N° 2**

Participants : Aubin, Marie   L'institutrice

J'ai installé 4 chaises en rond pour que chacun ait sa place dans le cercle de façon à ce qu'il n'y ait ni dirigeant, ni dirigée dans la séance et un sentiment de continuité (forme ronde)

Je suis allée chercher Aubin dans la cour de récréation à 13h30, il m'a vite dit on fait la musique, je lui ai répondu oui, il me dit tout de suite et après c'est la récréation et le bus, l'institutrice avait fait un travail de préparation en amont et Aubin a le sourire et moins angoissé que lors de la première séance.

Marie a amené un CD qu'elle voulait absolument mettre, c'est sa façon à elle de nous montrer qu'elle rentre dans sa bulle, chanter danser, les autres n'existent pas ou doivent aller dans son monde et c'est aussi sa façon à elle de nous dire qu'elle est intégrée dans la séance.

Pour ne la perdre et en même temps faire participer Aubin qui semble plus joyeux et prêt à participer à la séance, il est parti dans ses répétitions verbales « la mère Michelle, c'est bientôt la récréation » ce à quoi l'institutrice répond automatiquement tout à l'heure.

L'institutrice et moi avons commencé à installer un rythme de djembé sur la musique que proposait Marie, Aubin était assis très loin adossé au mur, on a tapé sur le djembé, il répondait mais partait tout de suite dans ses répétitions.

Marie continuait à danser sur le rythme et on avait l'impression que cela lui procurait la sensation d'exister et une érotisation de son corps de manière compulsive (ou peut- être elle calque ce qu'elle voit dans les clips), elle connaissait les paroles et le rythme de la chanson par cœur même si la prononciation de l'anglais était approximative

Quand elle venait vers le djembé pour taper un rythme, elle tenait à mettre ma main entre sa main et la peau du djembé comme pour mieux sentir son corps exister (prolongement) et on a assisté à un duel entre Aubin et Marie pour qui va accaparer notre attention.

La séance avec Marie est entremêlée de moments où elle est dans son monde et d'autres moments où elles a des sensations corporelles qu'elle aimerait partager avec nous exemple : mettre ma main dans la sienne pour ne pas toucher le djembé.

«Face à ces angoisses spatiales et ces craintes d'effondrement dans un espace non représentable entre les regards, des installations en adhésivité, par collage psychique ou physique à l'autre peuvent provisoirement apaiser les angoisses. Mais elles sont source de confusion des corps et des espaces. Ainsi les personnes autistes qui s'isolent la plupart du temps peuvent aussi se coller en adhésivité aux mouvements, aux émotions ou aux pensées d'un autre , se sentant davantage exister grâce à cette suppléance de l'autre, mais en oubliant leur propre existence, comme par exemple lorsqu'une personne autiste se sert de votre main pour un geste qu'elle ne peut pas initialiser »[16] Chantal l'heureux

Marie est beaucoup plus en avance sur le plan cognitif qu'Aubin, mais son expérience sociale semble plus limitée.

L'institutrice a lancé une balle en mousse à Aubin et j'ai tapé le djembé dès qu'il l'attrapait et il en faisait de même, cette façon d'allier le jeu et la musique semble convenir à Aubin car il a tout de suite adhéré à ce jeu percussion ballon.

J'ai initié un rythme et Aubin l'a répété et nous a fait une suggestion avec le djembé avec des phrases qui des fois voulaient dire quelque chose et d'autres pas mais le langage musical était là.

La balle était un bon médiateur et a fait le tiers entre la musique Aubin et nous, du coup Aubin est parti dans une improvisation de phrases qu'il a l'habitude de dire mais en rythme avec le djembé et on lui répondait la même chose en lui renvoyant la balle, il voulait qu'on dise exactement le même phrase et avec son rythme et à chaque fois que j'essayais de changer, il me faisait comprendre que ce n'est pas bien en insistant sur le rythme et que finalement c'est lui le meneur.

---

[16] Chantal lheureux Davidse explique dans son article sur les vécus corporels des personnes autistes en 2008

Je m'étais dit que là on tient un outil intéressant pour le lien et donc arrêter les répétitions, on a demandé à Aubin de lancer la balle avec le rythme mais cette fois ci à Marie et après à moi et à l'institutrice et ainsi de suite chacun de nous devait faire la même chose, dans la cour Aubin est seul sur un banc sauf quand d'autres jeunes viennent le voir amusés par son balancement.

Aubin est venu de lui-même nous rejoindre en s'asseyant sur la chaise à côté de nous, et là physiquement on était proches, pour moi c'était déjà un grand pas pour le moment présent vers la relation à l'autre on est passés d'une angoisse au départ à l'acceptation de la séance et maintenant c'est l'adhésion à ce qui passe dans la séance.

Il l'a fait et Marie aussi nous lançait la balle avec une telle force, heureusement que c'était une balle en mousse, après elle s'est mis entre l'institutrice et moi et voulait qu'on la balance entre nous, son dos devait lui servir de support à ses sensations corporelles.

Marie n'a pas demandé à aller au toilette comme elle a l'habitude de faire en milieu de séance et donc elle n'a pas ressenti le besoin de stimuler et ressentir son corps ailleurs ce qui signifie qu'elle a habité son corps le temps de l'atelier et que cette interaction avec le thérapeute via la musique lui permet de se rassembler et vivre le moment présent.

«L'image du corps est plus difficile à construire chez les enfants qui sont vite installés en retrait de la relation en direct, comme chez un enfant autiste, ou un enfant porteur d'un handicap ou chez celui qui a été coupé des liens premiers qui n'a pu bénéficier de ce miroir pourtant nécessaire pour se sentir exister. Quelles qu'en soient les origines souvent complexes, le sentiment d'exister dans la relation à l'autre, n'a pu alors s'établir pour assurer une sécurité de base qui est ressentie avant tout comme corporelle et émotionnelle.»[17]
Chantal l'heureux Davidse

Aubin voulait absolument qu'on continue l'écholalie avec le rythme.

On s'est dit qu'il faudrait presque faire deux séances individuelles, cela m'a fait aussi prendre conscience que ces séances de musicothérapie doivent aussi faire du bien à l'institutrice et alléger sa prise en charge de l'après-midi ce qu'elle m'a confirmé par la suite.

Les enfants TED ont souvent leurs propres rituels répétitifs, un contexte prévisible est rassurant pour eux mais il ne faut pas confondre cadre et rigidité

Il faut être flexible et suivre les enfants quand ils initient des changements dans les improvisations et finir les phrases musicales c'est ce que j'ai essayé de faire avec Aubin en essayant de le suivre et se conformer à ses suggestions mais en même temps le laisser libre dans ses errances musicales et passer à un mode de communication indirecte.

---

[17] Chantal lheureux Davidse explique dans son article sur les vécus corporels des personnes autistes en 2008

L'étape d'après si tout va bien doit être de répéter ses phrases musicales mais en variant à chaque fois.

Conclusion des deux séances

On ne peut pas parler d'une séance de groupe avec Marie et Aubin, on essaye de l'initier pour le moment mais cela semble difficile, c'est plutôt une séance côte à côte, ils s'acceptent et se tolèrent ce qui est déjà une avancée dans cet atelier.

Atelier N°2

Séance de musicothérapie **N° 2**
Participants : Damien-Jonathan -Justine -Pauline.

Accueil à 15H comme la dernière fois, les chaises installées en rond au milieu de la pièce

Ils sont arrivés comme un cyclone et Jonathan et Damien ont commencé tout de suite à remuer toute la pièce.

Allez la musique de décharge pour remuer ce petit monde, on danse et se présente en musique ça va devenir le rituel, après tout on ne se connait pas assez encore…

Nous avons dansé cette fois-ci et j'ai invité Damien à danser avec moi, il semblait apprécier cette attention particulière, du coup les autres se sont joints à nous, cela est devenu le jeu de « on danse en se tenant les deux mains et les autres passent en dessous »

J'avais emmené mon ordinateur, vu que j'ai beaucoup de musique en mp3 mais le son est horrible et ne porte pas assez, mauvaise idée la prochaine fois il faut que je trouve une solution, l'une des contraintes du musicothérapeute est de trouver le bon matériel et la bonne sonorisation.

Jonathan comme à son habitude était intenable au début mais après la musique de décharge, le ballon est un excellent moyen pour faire respecter le temps de parole de chacun.

J'ai mis le morceau « je me tire » du CD de section d'Assault Jonathan et Damien aiment beaucoup le rap

Justine et Pauline aiment bien Shakira, Pauline me dit aimer Johny Hallyday parce que son père adore ce chanteur, sachant qu'elle est en famille d'accueil, je me demande si cela ne relève pas plutôt du fantasme, se représenter un père aimant un morceau c'est aussi le faire exister.

Justine danse tout le temps, elle aime bouger mais dès qu'on s'installe elle fait ce qu'on lui demande, c'est la petite fille « sage » du moins c'est ce qu'elle veut me laisser voir.

Pauline est timide, elle se déconnecte des fois et son visage semble se crisper par moments et elle prend la position du fœtus sur la chaise, je la laisse et après je vais la chercher par le sourire pour qu'elle ne rejoigne et cela semble lui faire du bien.

Et comme la dernière fois chacun a choisi un instrument, ils semblent apprécier ce moment où chacun peut choisir son instrument et improviser dessus.

Jonathan a pris le Ukulélé, Damien le djembé, Pauline la flute et Justine le djembé

Je leur propose d'apprendre une chanson des Iles de la réunion qui commence par O lé lé

Ça a dû leur rappeler la chanson congolaise « O lé lé moliba makassi », je fais avec et j'essaye tant bien que mal de leur dire que ce n'est pas la même mais je finis par abandonner, on verra le prochain atelier.

On a fini par improviser des rythmes et la séance s'est terminé avec le chant de départ en se disant good bye en chantant.

Atelier N°3

Séance de musicothérapie **N° 2**
Participants : Baptiste -Bastien -Odile - Patricia

Baptiste est le premier à arriver, après c'est Bastien, Patricia et Odile n'était pas là, on m'a dit qu'elle était chez la psychologue.

On va perdre 10 mn facile, déjà que ce deuxième groupe perd 5mn de la fin à cause du rangement des djembés qu'il faut descendre et ils ne peuvent prendre aucun retard pour être au portail a l'heure pour les bus, bref j'ai trouvé la solution d'accueillir le premier groupe 10mn à l'avance pour une équité entre les deux groupes.

Après le rituel du bonjour avec les prénoms. ce groupe tient à ce rituel au-delà de la chanson de décharge de tension et surtout Baptiste qui a l'air de ne pas aimer le changement, un sentiment de contrôler la situation, est-il angoissé quand il y a un changement, je l'ai rassuré et dit qu'on le ferait à chaque fois et que ça sera notre rituel du début de séance

Le groupe était fatigué, Baptiste m'a dit on est crevés, on a beaucoup couru dans la cour

j'ai proposé qu'on fasse une séance de relaxation et ils ont accepté de bon cœur, j'ai mis le cd de Harmony « le chant des rêves » on a pris les tapis les coussins et nous voilà partis pour une bonne séance que j'ai dirigé par la voix en indiquant les différentes parties du corps, ils tenaient à ce que je fasse la même chose qu'eux, j'ai essayé tant bien que mal de le faire tout en faisant attention à chacun pendant la relaxation.

On a fini la séance par le rituel de fin avec la même chanson qu'au début et ils étaient bien plus disponibles qu'au début de la séance.

Accompagner les autres et être aidant c'est aussi suivre le rythme des patients et cette séance de relaxation a été bénéfique car ils l'ont demandé.

....

Atelier N°1

Séance de Musicothérapie **N° 3**
Participants : Aubin (séance individuelle) – Marie absente) - L'institutrice

Aubin est arrivé dans la salle et s'est mis spontanément dans un coin de la salle

Les chaises comme d'habitude sont au milieu, je l'ai invité à nous rejoindre, il a pris la balle en mousse et est venu s'asseoir avec nous, la balle fait partie de la séance.

J'ai demandé à l'institutrice de faire un rythme sur le djembé et que j'allais faire des pas sur le rythme proposé et donc faire le lien direct entre musique et corps (son et peau), j'ai tourné autour des chaises, Aubin suivait le rythme mais n'a pas bougé de sa chaise

Il faut dire que vu la corpulence d'Aubin, il n'aime pas trop bouger.

Il exprime quand ça ne lui plait pas en disant merci, à chaque fois que je lui propose un instrument qu'il n'aime pas style le UKULELE, il me dit « ranger la guitare, merci » cela signifie je n'en veux pas.

Il répète des phrases : « mon frère (sachant qu'il n'a pas de frère ?), infirmière piqure, mal au pied, pan- pan le chasseur et casque tracteur », ce sont des éléments de son histoire personnelle qu'il nous restitue en vocalises et en rythme. Nous avons répété ces phrases en écholalie. Je lui ai proposé un autre rythme et il a suivi, jusqu'à maintenant il ne voulait pas qu'on change.

Les mots d'Aubin sont des objets autistiques sonores et il les chante d'une manière stéréotypé alors que Marie cherche la fonctionnalité des objets par le toucher et explore tous les trous et coins, c'est sa façon de contrôler le monde.

Dans cette séance il y a eu alternance entre suivre et initier des deux côtés jeune et musicothérapeute.

Objectif des prochaines séances, peut-être plus d'expression corporelle surtout le bas du corps qu'Aubin a du mal à investir.

Atelier N°2

Séance de musicothérapie **N° 3**
Participants : Damien-Jonathan-Justine -Pauline.

Rituel de début : chanson de bienvenue, on se présente en chanson, morceau rythmé de las ketchup.

Morceau Waka-Waka de Shakira et ça décoiffe de Section d'Assaut et après l'improvisation avec les instruments.

J'ai introduit une technique du Sound Painting que j'avais pu expérimenter lors d'un stage avec son inventeur « Walter Tompson », le but n'est pas de leur apprendre la technique mais de l'utiliser pour capter leur attention pour une meilleure concentration.

Je croise les poignets d'une certaine manière et ils comprennent qu'il faut stopper net ce qu'on est en train de faire chanter ou autre

J'utilise le bras pour leur signifier s'ils doivent augmenter ou baisser le son, et cela a fonctionné car j'ai remarqué que dès que l'un d'eux jouait plus fort on n'entendait plus les autres et le fait de faire baisser ou augmenter le son créait une écoute réciproque et plus d'harmonie.

Fin de séance avec le rituel de fin c'est-à-dire la même chanson qu'au début.

La technique visuelle du Sound Painting les a surpris mais ils ont adhéré donc à reproduire le plus possible lors des prochaines séances, un autre moyen pour une meilleure interaction avec les yeux car ils ne se regardent pas toujours.

Atelier N°3

Séance de musicothérapie **N° 3**
Participants : Baptiste -Bastien-Odile- Patricia

Baptiste comme d'habitude arrive le premier suivi de Bastien, Odile et Patricia.

Rien de spécial à signaler, la séance s'est passé pareil que la semaine d'avant, on a utilisé les signes de Sound Painting, Odile est de plus en plus radieuse et se rappelle parfaitement les techniques qu'on a utilisé la semaine d'avant, mouvement des bras, etc..

_____

Le 25 octobre - Jour de fête à l'IME on organise HALLOWEEN avant la semaine de vacances

Je suis arrivée comme d'habitude à 13H, on m'a averti à l'entrée qu'il y a des monstres en bas à la cour de récréation.

Un jeune qui ne me disait pas bonjour est venu me voir en me disant bonjour et après il est venu me voir en me disant ça va Sarah ?

Ils étaient maquillés, habillées en joli petits monstres et étaient fiers de me montrer leur déguisement.

Atelier N°1

Séance de Musicothérapie **N° 4** (séance individuelle)
Participants : Aubin (séance individuelle) Marie : absente   Institutrice : absente

J'ai vu Aubin sur le banc et j'ai décidé de le prendre en séance individuelle tout en veillant à savoir qui avertir en cas de problème et je pensais surtout en cas de crise d'épilepsie.

Donc j'ai proposé à Aubin de m'accompagner à la salle de musicothérapie, il m'a donné le bras il était content.

J'ai mis 2 chaises au milieu de la salle face à face, on a commencé un rythme et j'ai donné une percussion à Aubin et il a commencé ses improvisations sur un rythme qu'il a initié et il prenait plaisir à scander ses phrases, quel misère, le chasseur, etc...

J'ai changé le rythme et il a suivi, il a une facilité maintenant à changer, c'est déconcertant c'est à croire qu'il y avait un loquet qui s'est déverrouillé et que cette interaction est possible via la musique.

Aubin est capable de synchroniser ses phrases rythmés avec le rythme que je lui propose, il y a là un espace d'écoute et de reproduction qui laisse la place à l'interaction des jeux sonores, et dans ces jeux la pulsation rythmique permet de maintenir le contact et permettre la créativité.

On a continué toute la séance comme ça et j'essayais de lui insuffler de nouvelles phrases comme « Na Na We » pour voir s'il va les répéter mais autant il reproduit les rythmes et les mélodies autant les mots semblent être plus compliqués pour le moment.

Pour une première séance individuelle avec Aubin, je suis agréablement surprise car l'interaction a été pleine, Aubin a été en contact tout le long de la séance par le regard, le rythme et une attitude corporelle ouverte (buste droit et pieds qui tapaient le rythme).

Atelier N° 2 et 3 mixte et court

Séance **N° 4**

Participants : Damien-Baptiste et Pauline

Comme je sais qu'il y a la fête et qu'ils vont danser, j'ai mis 3 chansons pour les mettre dans l'ambiance

« Je me tire » Section d'Assault

« Formidable » Stromaé

« Waka Waka » Shakira

 Une séance bien rythmée pour commencer la fête.

Pendant la fête, Aubin est venu vers moi plusieurs fois pour que je lui touche les joues et penchait sa tête vers la mienne pour avoir un contact du front, est-ce l'effet de la séance d'avant ou est-ce un hasard ? Peut-être les deux.

<hr>

Un deuil à l'IME

Je suis arrivée à l'IME à 13H, 2 jeunes Carole et Adélaïde sont venues vers moi me dire bonjour, Adélaïde comme à son habitude m'a sauté au coup et elles m'ont dit on a planté des fleurs et tu sais pourquoi ? J'ai dit pourquoi ?

Parce que Yaël est mort m'a annoncé Carole comme si elle annonçait la météo du jour, ça m'a fait un choc, Yaël avait une maladie rare, je leur ai demandé ce qu'elles ressentaient, elles me répondent on est tristes.

J'ai retrouvé une partie de l'équipe dans la petite salle ou ils ont l'habitude de manger, elles m'ont dit que c'est arrivé il y a 2 jours, son cœur s'est arrêté et que la semaine était dure pour toute l'équipe et les jeunes à qui ils l'ont dit la veille.

J'en ai profité pour discuter avec L'institutrice sur ces jeunes, tant pis pour la préparation de la salle aujourd'hui, je ne peux pas être à 2 endroits et il me semble important à ce stade d'échanger.

L'institutrice était particulièrement affectée par le décès de Yaël et elle m'a dit que les jeunes voulaient venir à la musicothérapie pour changer d'atmosphère

On a parlé à propos du 1er groupe et mon ressenti vis-à-vis des jeunes semblaient correspondre à ce que dit L'institutrice et j'ai pu comprendre à travers l'histoire singulière de chacun sans rentrer dans les détails ce qui peut se jouer des fois dans leur attitude dans l'atelier.

Vu le temps on n'a pas pu échanger sur le 2ème groupe mais on s'est dit qu'on prendra un petit temps vendredi prochain.

Atelier N°1

Séance de Musicothérapie **N° 5**
Participants : Aubin, Marie. L'institutrice

Marie et Aubin étaient à la porte, on est rentrés dans la pièce en même temps, il n'y aura pas de djembé cette fois-ci.

Aubin s'est mis tout de suite adossée à un mur, j'ai mis les chaises au milieu pour les mêmes raisons que d'habitude, éviter ce collage que font les autistes au mur pour ressentir leur corps. On a invité Aubin et Marie à venir s'asseoir et ils l'ont fait volontiers sans insister.

Le fait de les mettre au milieu permet d'explorer d'autres sensations dans le corps et aussi à travers le regard pour la mise en relation.

J'ai dit à l'institutrice qu'on va tester d'autres musiques aujourd'hui pour voir la réaction des jeunes.

J'ai mis Shakira « waka waka », Marie s'est mis tout de suite à danser dessus, j'ai donné à Aubin son ballon et une percussion, il a accroché au rythme et dansé sur sa chaise dans le même tempo que la chanson. L'institutrice et moi l'avons accompagné avec une percussion et Marie courait dans la pièce en tournant en rond mais en suivant le rythme de la chanson.

J'ai mis après la chanson « je me tire » de Section d'Assault ,Aubin a beaucoup aimé, on s'est posé la question s'il écoutait ce genre de musique ou pas et j'ai dit à l'institutrice que ça serait bien de faire un questionnaire aux parents, c'est vrai que les 2 musiques avaient quand même beaucoup de percussions qui ramenaient au même titre que le djembé vers la terre et que c'est rassurant pour lui, mais on a été surprises et je ne suis pas mécontente du test.

A ce moment, l'institutrice s'occupait d'Aubin et j'en ai profité pour m'occuper de Marie qui m'a donnée ses pieds, ses sensations corporelles passent toujours par ou ses mains ou ses pieds, (souvent plus les pieds) voir grille de Geneviève Haag et après j'ai eu le droit à un beau sourire et un regard dans les yeux qui voulaient dire je suis bien. après Marie a demandé à aller aux toilettes et au retour elle s'est adossé au chauffage de la pièce, on l'a laissé tranquille elle dit c'est dommage, l'institutrice m'expliquait que c'est une expression qu'elle utilise souvent pour exprimer quand quelque chose ne lui plait pas ou que quelque chose qui lui plait ne continue pas.

Aubin est revenu à son Echolalie, et les mêmes phrases qu'il répété souvent dans différents rythmes maintenant et avec le sourire et même des éclats de rire, il racontait en chantant « mal au pied, le chasseur pan pan, le frère et kaka c pas bon ».

L'écholalie est une sorte de communication et une adhésivité par la parole et l'autiste aime bien qu'on l'imite, cela lui procure un sentiment de jubilation.
Certaines fois, Aubin semble ne pas contrôler sa voix et part dans un aigu très haut surtout pour exprimer un refus.

L'institutrice m'a dit qu'il avait marché avec l'éducateur la veille et qu'effectivement il a eu mal au pied et donc cette séance lui permet d'exprimer des choses de la vie de tous les jours qui l'embêtent, l'un des buts de la musicothérapie c'est d'aller du dedans vers l'extérieur et ce pour tous les publics (Inside, out).

J'ai remis la chanson de Shakira pour terminer la séance et récupérer le contact avec Marie. Elle dansait en courant en rond dans la pièce, penchée sur un côté du corps et sur la pointe des pieds.

Conclusion des 5 premières séances pour Aubin et Marie :

Les séances de Musicothérapie avec Aubin et Marie nous ont montré que chacun d'eux a réalisé des progrès dans la communication et l'interaction avec l'institutrice et moi.

Marie écoute tout le temps la musique, et semble faire corps avec cette enveloppe sonore cela fait partie de son univers et cherche plus à nous faire entrer dans sa bulle que l'inverse.

Pour Aubin, le démarrage de la première séance, il ne sortait pas de ses répétitions et n'acceptait pas mes propositions, au fur et à mesure des séances il a apprécié d'écouter d'autres chanson que les comptines « la mère Michelle ».

Il dialogue dans le rythme et accepte volontiers de répondre par des percussions et d'autres paroles, il y a une ouverture au niveau corporelle, le haut du corps est plus ouvert et il arrive à bouger le bas du corps en dansant. Ses pieds retrouvent une certaine mobilité dans le rythme alors qu'il avait du mal à bouger le bas du corps, il écoute volontiers les chansons proposés pour Marie et accepte aussi le partage du temps entre elle et lui donc une prise de conscience de l'autre à travers ses moments d'échange.

Marie bien que très avancée sur le plan cognitif, reste sur ses chansons préférés et les pubs qu'elle a pu écouter et reproduire, elle est toujours très centrée sur elle-même et sur le toucher fonctionnel des objets, mais la joie de vivre qu'elle exprime et le visage radieux qu'elle nous donne à voir même quand elle est fatiguée permet de dire que ses séances lui font le plus grand bien et qu'elle est dans la relation l'espace de cet échange musical.

....

Atelier N°2

Séance de musicothérapie **N°5**

Participants : Damien-Jonathan-Justine -Pauline

Les jeunes sont arrivés en même temps, Jonathan que je n'arrêtais d'appeler Yaël pendant cette séance, je n'ai pas encore eu le temps de digérer la nouvelle.

La mort de quelqu'un même qu'on ne connait pas nous met face à nos propres angoisses de la mort et je me rends compte qu'il faut que je fasse attention à mes ressentis et à ce que je peux renvoyer dans ces moments.

Les jeunes avaient besoin de se défouler, j'ai eu du mal à les canaliser

J'ai mis une chanson la valse triste pour leur permettre de verbaliser leur chagrin s'il y a besoin, donc Pauline s'est remémoré le décès de son grand père et j'ai demandé que chacun dise un mot sur Yaël, Damien a dit que c'était son pote et que ça le rendait triste

Justine a dit que c'était le jeune avec le fil qu'il tourne

Jonathan a dit qu'il marchait sur la pointe des pieds

J'ai signifié que maintenant qu'on a dit un mot, on va s'arrêter là et reprendre le cours de notre séance.

Ils voulaient prendre les instruments et j'ai dit qu'on allait écouter la chanson des Piroguiers du Congo et qu'on apprendrait juste le refrain aujourd'hui «olé lé olala ho » en ajoutant les percussions.

Jonathan était intenable et ils ne savaient pas ce que c'est une pirogue et un piroguier et un pagayeur, j'ai expliqué qu'on va essayer de l'apprendre pour la présenter et Pauline nous dit que cette chanson lui rappelle le décès de son père qui est mort avant sa naissance, je luis ai dit pourquoi cette chanson, elle ne sait pas donc elle avait besoin de verbaliser son chagrin et son grand père était un support pour ça

J'ai mis « loka loka » de Shakira, l'ambiance a changé et les jeunes avaient besoin de bouger ont dansé et j'ai fait danser Pauline elle avait besoin d'une attention particulière.

On a fait une ronde mais c'était difficile de les canaliser, il fallait mettre chacun au milieu et scander le prénom pour les recentrer sur eux même et ça a marché

Après on a mis waka waka de Shakira et après on a mis Section d'Assaut « ça décoiffe » et on a exagéré les cris du début de la chanson, décidemment cet atelier va être sous le signe de la décharge de tension et Justine a l'air d'apprécier.

Après chacun a choisi un instrument et ils étaient contents de découvrir mon nouvel instrument le mélodica, enfin au calme on a pu reprendre le rythme de olélé et chacun a pu proposer le rythme avec son instrument moi j'avais le kalimba, Justine la flute et Pauline le mélodica, Damien un tambour et Jonathan voulait prendre les cloches. C'est une chanson qui demande de la concentration et ça ils ont du mal mais ils réussiront à prendre plaisir à la chanter.

On a fini en remettant Shakira décidemment aujourd'hui cette chanteuse Libano-brésilienne nous a ramené beaucoup de chaleur et on s'est dit good bye là-dessus.

Atelier N°3

Séance de musicothérapie **N° 5**
Participants : Baptiste -Bastien -Odile - Patricia

Baptiste est arrivé le premier, puis Bastien et Patricia en dernier, Odile est absente.

Le rituel du départ est la chanson du Beatles, Baptiste ne se rappelle pas aujourd'hui ou du moins il n'a pas envie, donc je lui demande de se présenter comme il fait d'habitude, il chante au revoir et bien sûr Bastien fait pareil et Pauline en rigolant fait pareil

On joue tu t'appelles au revoir et on continue la chanson jusqu'au bout, je tiens à ce qu'on finisse une action commencé jusqu'au bout.

Shakira « Waka Waka et Loka Loka ». Je mets des musiques de leur âge qui peuvent stimuler leur imagination

J'ai initié un jeu de chaises musicales, on danse et quand j'arrête la musique on s'assoit et celui qui reste debout est éliminé.

Baptiste dit vouloir proposer un autre jeu, je lui ai dit on t'écoute il ne savait pas quoi répondre d'où vient ce sentiment qu'il a que s'il n'est pas l'initiateur de quelque chose, il est contrarié et en même temps il est tétanisé à l'idée de décevoir que cela bloque sa créativité.

Le travail à faire avec lui doit tourner autour de ce sentiment, il s'appelle Baptiste, il a une valeur et il n'est pas obligé d'être performant tout le temps pour exister. Il fait le petit adulte en voulant être responsable des autres mais au fond de lui il est conscient qu'il est un jeune adolescent du coup il ne trouve pas sa place.

Une phrase est sortie de sa bouche, terrible dans la bouche d'un gamin « je n'ai besoin de personne», quelle souffrance exprime ce jeune et que dois-je comprendre. L'idée d'une séance individuelle avec lui m'a traversé l'esprit mais je n'ai pas osé le proposer et là je me mets face à mes propres limites et le sentiment de ne pas être légitime en tant que stagiaire. Lors du débriefing, L'institutrice m'expliquait qu'il est la tête de la classe et que si quelqu'un est meilleur que lui dans un exercice, il est très contrarié.

On s'est installé pour improviser, c'est un moment qu'ils apprécient particulièrement, ils le demandent au milieu de la séance, quand est ce qu'on prend les instruments ?

Le mélodica a du succès, Bastien la prend mais Baptiste la réclame, Pauline prend la flute, on a dit qu'on allait apprendre la chanson des piroguiers, pareil personne ne sait pas ce que c'est une pirogue.

Il faut que je ramène une photo la prochaine fois.

Ils ont du mal à apprendre le refrain et on s'est quitté sur Shakira

Pas de djembé aujourd'hui et je ne veux pas que ça soit systématique, la percussion peut se faire avec et sans les djembés.

Synthèse des 5 premières séances pour l'atelier N°2 et N°3

Avant de faire la synthèse, d'abord un descriptif des jeunes à travers leur institutrice.

Descriptif groupe Atelier N° 1- comment L'institutrice les décrit

1-Pauline 13 ans
Grincheuse, boude en cas de difficultés ou d'échec
Retrait de la famille d'urgence, vit en famille d'accueil
Va en Ulisse (classe adaptée)

2-Justine 10 ans
En famille d'accueil, histoire familiale lourde.
Aime la danse
Très joyeuse

3-Damien 13 ans
Eteint – triste
Garde alternée entre les deux parents.
N'aime pas aller chez son père, sa relation avec sa belle-mère est compliquée
la mort de sa sœur a marqué sa mère, des rituels de deuil répétés à la maison
A travailler la joie de vivre et un regard plus positif envers les femmes en général.

4- Jonathan 13 ans

Il dit ne pas vouloir grandir, voix de bébé en classe
a beaucoup de possibilités mais ne veut pas montrer qu'il sait beaucoup de choses.

Descriptif groupe Atelier N°2 - comment L'institutrice les décrit

1-Baptiste -13 ans

Niveau supérieur au groupe pour la lecture
Contrarié dès que quelqu'un d'autre est meilleur que lui et qu'il ne peut pas réaliser quelque chose
Vit avec son père et sa belle- mère, une régression corporelle énurésie qui l'a aussi empêché d'avoir une scolarité en milieu ordinaire.

Travailler la confiance en soi et l'amener à découvrir sa créativité.

2-Bastien - 10 ans

Petit niveau, petite section maternelle
Blocage scolaire
Placement en famille d'accueil par décision administrative (famille souffrant d'une grande précarité) négligence et absence d'éducation
Souffrance vis-à-vis de cette situation, besoin de tendresse
Bon tempérament mais à canaliser
Un certain cynisme, ne réalise pas la portée de ses paroles comme se moquer de la souffrance de ses camarades, teste le cadre en permanence.
Troubles de comportement

3- Patricia -   11 ans

Aime la danse, en fait à l'extérieur et aussi à l'intérieur de l'IME
Participe en petit groupe mais disparait dès qu'il s'agit d'un grand groupe
Peu confiance en elle
Voit sa maman tous les mercredis

4-Odile -13 ans

Relation compliqué avec sa maman avec qui elle vit.
Papa absent depuis l'âge de 2 ans.

Décalage entre le comportement à la maison et l'IME, colérique à la maison ou elle évacue ses frustrations (la mère fait un transfert sur la fille et se voit en elle à son âge).

Odile cherche surtout à faire plaisir à l'adulte

A travailler avec elle le plaisir personnel, qu'est ce qui lui plait vraiment ?

Elle se sent également rejetée par ses camarades d'où son retournement vers l'adulte mais se met aussi dans une posture qui fait que les autres jeunes la rejettent.

D'après mes observations de ses 2 groupes il parait évident que tous apprécient ce moment et donc le projet doit tourner autour de l'expression corporelle, ils ont un besoin énorme de se défouler, les bienfaits thérapeutiques ne peuvent pas être définies de manière précise pour chacun d'eux néanmoins on peut déjà poser des objectifs comme :

- Poser le limites, certains confondent séance de musicothérapie avec no limit et je peux faire n'importe quoi, se détendre lâcher prise n'est pas cela.
- Travailler sur la confiance en soi et le narcissisme de chacun en encourageant les prises d'initiatives dans cet atelier et le sentiment de diriger
- Favoriser le partage avec la musique, on fait partie d'un groupe et le plaisir de jouer ensemble en s'écoutant mutuellement
- Réguler le comportement et la maitrise de l'impulsivité pour créer des habitudes et une expertise sociale, on ne communique pas n'importe comment, il y a un temps pour chaque chose d'où la notion de rythme, le rythmes étant une succession de temps.

L'interaction avec le thérapeute est primordiale pour faire émerger cette motivation, les jeunes ne viennent pas chercher une musique en particulier mais bien une relation intersubjective dans le groupe et avec le thérapeute.

Le cas de Pauline est un joli exemple de cette interaction car elle est radieuse au bout de 5 séances, elle lâche prise et s'autorise à me raconter quand elle est triste et pourquoi et juste le fait de l'exprimer en ayant en face une écoute bienveillante semble lui faire beaucoup de bien.

Baptiste interagit à sa façon en étant dans la confrontation et le rapport de force, ses résistances émotionnelles ont une explication et il lâche prise au bout de quelques minutes du déroulement de la séance.

Damien apprécie l'attention que je lui porte et arrive à regarder quelqu'un dans les yeux sans que cela ne soit ni intrusif ni intimidant, il a exprimé lors des séances la relation compliquée qu'il a dans sa famille et notamment chez son père.

Bastien est très motivé, il est très créatif et à une volonté de faire les choses et me montrer qu'il a plein d'idées , une nouvelle chorégraphie ou un nouveau rythme, ça fuse et mon rôle est de le canaliser pour qu'il reste dans la bonne énergie.

Comment faire :

Les percussions comme le djembé sont un excellent moyen de faire de favoriser les improvisations rythmés et donc l'écoute, la mémorisation d'un rythme afin de le reproduire et donc avoir la notion du rythme, du temps écoulé, le tempo (en introduisant quelques gestes du Sound painting).

Frapper sur un tambour, alterner main gauche et main droite permet d'acquérir un équilibre côté droit et côté gauche.

Les rythmes sont faciles à intégrer, tout le monde peut taper sur un djembé ou un quelconque tambour sans connaitre la musique et avoir appris un instrument ou être allé dans une école de musique, dans beaucoup de cultures il suffit d'arriver dans une ronde écouter un peu et se joindre au groupe et arriver à capter le cœur du rythme au bout de quelques percussions.

Je l'ai vécu personnellement à travers le groupe de percussions réunionnais avec qui je joue une fois par semaine mais aussi à travers le gospel, les percussions d'Afrique du nord, les musiques du monde nous donnent un bel exemple que la musique se vit par le corps, le battement du cœur, le souffle et certainement pas à travers une intellectualisation.

Le Sound- painting est également un excellent moyen pour la dynamique et la créativité et surtout favoriser l'interaction à travers le regard, comme ce sont des signes visuels, on est obligé de regarder celui qui initie.

Des résistances d'ordre émotionnel sont apparues également lors de ces ateliers et c'est le cas de Baptiste qui a mal à alterner main gauche main droite et comme il ne supporte pas l'échec, il attend toujours de voir ce que font les autres avant de se lancer. Mon rôle est de le rassurer et de lui faire comprendre qu'il peut faire et qu'il n y a pas d'enjeu particulier dans cet atelier si non de se faire plaisir et se faire confiance et il a du mal à lâcher prise.

Cela n'est pas encore gagné d'autant que l'imagination de Baptiste contrairement aux autres est très limitée, il cogite beaucoup fait l'adulte pour créer une carapace, j'atteins mes limites aussi par rapport à ça mais je reste optimiste, la relaxation semble être l'un des moments où il lâche un peu mais très peu.

Faire ressortir la confiance en soi de l'enfant en l'encourageant et en lui faisant comprendre qu'il a acquis une compétence.

Baptiste vient aussi tester le cadre à chaque atelier, sa façon à lui de se démarquer comme tout adolescent, il faut signaler que c'est le plus avancé sur le plan cognitif et il est à même de vivre l'expérience d'un jeune de son âge qui grandit dans la confrontation et le cadre représente le côté père qui signifie l'autorité qu'il a du mal à accepter.

Baptiste à travers ses résistances est celui qui est le plus en interaction directe avec moi et recherche souvent la validation de ce qu'il fait exemple de ce qu'il dit « je veux que Sarah me donne une idée pour créer un rythme et lui répondre ». J'ai dû lui renvoyer indirectement ce que je ressens de son désarroi face à la créativité et il me le renvoie à son tour.

La notion de groupe est à renforcer à travers la communication directe avec une ou plusieurs jeunes du groupe d'une façon ludique mais en respectant le temps de chacun et donc faire émerger les comportements qui peuvent nuire à la relation à l'autre, les nommer et essayer de les dépasser.

Le respect du matériel est aussi très important, je leur propose différents instruments (Kalimba, marakas, claves, triangle, piano flute, Ukulélé, etc.), et leur demande de les utiliser mais sans les casser pour qu'ils puissent en profiter.

Je me rends compte qu'il y a aussi un volet éducatif dans mes interventions.

Atelier N°1

Séance de Musicothérapie N° 6
Participants : Marie (séance individuelle) - L'institutrice

A 13h30 dès que Marie m'a aperçue elle est venue vers moi me prendre la main pour qu'on aille en séance pour la musique et accessoirement parce qu'elle avait froid et qu'elle savait qu'elle allait se mettre au chaud.

Comme je sais qu'elle aime bien Britney Spears, j'ai mis le cd de Jennifer Lopez dans le même style. Après je l'ai invitée à se mettre au milieu en face de moi ce qu'elle a fait, j'ai tapé sur le djembé, elle voulait taper mais toujours en mettant ma main entre sa main et le djembé, elle semble plus apprécier le contact de ma main que la peau du djembé mais elle reste en contact avec moi et dans le rythme

Elle veut également taper le djembé avec ses pieds, toujours ses sensations qui semblent lui plaire et elle rigole quand je lui tape le pied.

Après elle disait question alors je lui réponds c'est quoi la question et ça reste en suspens après elle me parle de Marion en faisant une phrase incompréhensible et je lui ai signifié que je ne comprenais pas.

Elle dansait en courant dans la pièce et après elle revenait au milieu avec le sourire.

L'institutrice est arrivée et je voulais comprendre ce qu'elle voulait dire par Marion , elle m'a dit qu'ils ont fêté le départ d'une jeune de l'IME qui s'appelle Marion et que c'est bien qu'elle se rappelle l'évènement et qu'elle veuille me le raconter et concernant le mot question qu'elle répète elle ne sait pas, c'est la nouveauté de la semaine apparemment.

On a fini la séance sur Britney Spears elle était contente de partir en classe, on a droit au sourire et un visage s'illumine.

Atelier N°2

Séance de musicothérapie **N° 6**
Participants : Damien -Jonathan -Justine -Pauline

Chanson d'accueil, après cd de Marcel - morceaux « les vaches et la remueuse »

Pauline a l'air mieux dans sa peau et relate que Estéban un jeune de l'IME a traité tout le monde, cela a du se passer dans la matinée, et de ce que je sais Estéban a besoin de beaucoup de temps pour se calmer.

Je leur demande « comment ça va ? » Chacun m'a raconté sa semaine, c'est l'occasion que chacun s'exprime en écoutant les autres, ce temps de parole est important pour le groupe, j'ai fait remarquer à Damien sa façon de s'asseoir inadéquate et il a rectifié.

Aujourd'hui on va apprendre un nouvel signe du Sound Painting, les doigts qui bougent. J'ai mis un cd, on écoute et dès que je fais le signe des doigts, ils bougent en dansant et dès que j'arrête de bouger les doigts on se rassoit. Cela permet de se réapproprier le corps, le contrôler et améliore la concentration.

On a mis la chanson des Piroguiers, on apprendra le refrain seulement, c'était l'occasion de montrer une photo d'une pirogue avec des piroguiers et du coup Jonathan me parle des pirogues de Chine, il est cultivé ce Jonathan, il en sait beaucoup plus que ce qu'il veut montrer.

Dès qu'ils ont visualisé la pirogue et les pagayeurs, j'ai annoncé qu'on fera la chorégraphie quand on aura appris la chanson en entier.

On a pris les djembés pour apprendre le refrain de la chanson. J'explique le tempo

Dans la séance, il y a toujours un moment où on danse ensemble, c'est un moment apprécié par tous. Je termine la séance par la chanson de good bye.

Atelier N°3

Séance de musicothérapie **N° 6**
Participants : Baptiste -Bastien -Odile - Patricia

Prévisions : chanson des piroguiers à apprendre

Odile était la première à arriver, elle avait fini sa séance avec la psychologue plus tôt que prévu.

Chanson d'accueil et après Waka waka sur laquelle les jeunes dansent sauf Baptiste qui ne voulait pas faire comme les autres.

Je lui ai touché le crane en lui disant est ce que ça danse là-dedans, il m'a répondu oui je lui ai proposé de danser avec les pieds en étant assis

Il a vu Bastien faire des prouesses, il s'est levé pour danser : on se met à deux et on danse et les autres se mettent en dessous.

L'interaction entre Bastien et Baptiste a pour une fois fonctionné dans le bon sens c'est-à-dire dans un mouvement de créativité et non un mouvement de mettre une mauvaise ambiance.

Après, le Sound painting les doigts qui bougent, c'est amusant

Apprentissage de la chanson les piroguiers avec le djembé

Fini la séance sur la chanson des piroguiers et Odile voulait me parler je lui ai dit que le bus l'attend, je le regrette, ce qu'elle avait me dire était certainement important pour elle mais je suis obligée de faire avec le temps de l'IME.

···

Atelier N°1

Séance de Musicothérapie N° 7
Participants : Aubin, Marie,   l'institutrice

L'institutrice est arrivée à la salle accompagnée de Marie et Aubin

J'avais mis une chanson de Jennifer Lopez, Marie s'est vite mise en mouvement pour danser dessus

Aubin s'est mis au milieu ou j'avais installée comme d'habitude des chaises en rond, la différence aujourd'hui est que j'ai mis au milieu les instruments de percussions sénégalais le Sangban, le Dununba et le Kenkeni et par-dessus j'ai accroché un Agogo métallique.

Cette nouvelle disposition n'a pas l'air de perturber Aubin, mais il ne semble pas être présent tout de suite dans l'atelier car il commence par parler des mathématiques et de la classe, je ne sais pas si c'est parce que cela le soucie ou parce que l'atelier tel qu'il est ne lui convient pas.

J'ai arrêté le cd et invité Marie à se mettre avec nous au milieu, elle a pris l'Agogo et s'est mise à l'explorer dans tous les côtés en mettant la baguette dans les trous et en explorant les extrémités.

L'objet sert d'extension de son corps, ou peut-on parler d'objet transitionnel ?

J'ai donné les baguettes à Aubin pour taper sur les percussions, il a commencé à taper en répétant la même chose et dans le même rythme que lors des autres séances (mal au pied, chasseur, etc.)

Il semble confondre le moment présent et ce qui se passe peut être chez lui ou ailleurs il dit faire quelque chose qu'il fait avec son père comme le tracteur, l'institutrice le ramène avec ses mots à dans la réalité de l'instant présent.

L'institutrice m'apprend que quand il rentre chez lui, il est encore avec un intervenant extérieur pendant au moins 1h, serait-il trop stimulé ?

Marie décroche et se met en retrait, l'institutrice s'en occupe pendant que je chante avec Aubin, elle lui donne ses pieds, toujours à la recherche de stimuli par le bas du corps et utiliser le corps de pour se sentir exister.

En général on se sent exister quand on a un sentiment d'exister de l'intérieur.

« Les autistes n'ont pas conscience de ce qu'ils ressentent, il faut dialoguer avec leur vécu interne et essayer de créer un accordage qui ne s'est pas fait à l'origine »[18]

Marie s'est rapprochée de l'ordinateur, elle maitrise parfaitement le fonctionnement et sait comment mettre les chansons qui peuvent l'intéresser, j'ai mis la chanson des piroguiers, elle a paniqué et bouché les oreilles, je crois que le son était trop fort et a été trop intrusif, elle s'est mise en retrait encore une fois, elle n'était pas bien

Il faut que je fasse attention au son de l'ordinateur ou alors je vais essayer de mettre mes mp3 sous cd ça sera mieux.

Nous avons pu échanger l'institutrice et moi sur nos ressentis vis-à-vis d'Aubin et Marie

Les objectifs du départ est de limiter les répétitions de Aubin et Marie, d'essayer de les mettre en relation tous les deux

Jusqu'à maintenant l'atelier se passait côte a côte et le simple fait de se tolérer et d'essayer d'attirer notre attention indique qu'ils ont conscience de leur présence mutuelle et qu'ils sont en relation.

La musique est le médian qui permet le réinvestissement de la relation, c'est un bombardement sensoriel qui fait que le patient n'est pas disponible à autre chose.

On ne renonce pas au lien, on n'impose pas le regard, on communique avec la musique et on essaie de ne pas être envahissant.

L'autiste vit par alternance, on peut coexister grâce au rythme et la mise en relation de par ce médian c'est très rapide.

Pour finir la séance j'ai mis la comptine la Mère Michelle, Aubin la chantait mais avec une gestuelle et un repli corporel différent de l'ouverture du torse qu'il présente quand il improvise ses phrases en percussion, cette chanson le met dans une situation de régression corporelle et je ne sais pas si c'est bon ou pas pour lui, en tous les cas j'ai décidé de ne plus la mettre pour le moment, j'ai un ressenti négatif et je pourrai le lui transmettre.

J'ai mis aussi le cd de Shakira pour Marie, mais elle n'a pas réagi alors qu'elle le réclamait avant.

---

[18] Chantal l'heureux Colloque

Conclusion : le travail du thérapeute se situe dans le moment présent et ce qui fonctionne à un moment donné ne fonctionne pas à d'autres moments.

Atelier N°2

Séance de musicothérapie N° 7
Participants : Damien -Jonathan-Justine-Pauline

Aujourd'hui j'ai installé des instruments de percussions sénégalais du plus gros au plus petit (le Sangban, le dununba et le kenkeni) en plus de l'Agogo métallique que j'ai attaché au milieu des 3 instruments

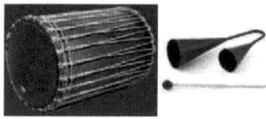

Je les ai installés sur une 2 chaise au milieu de la salle de façon à ce qu'on se mette autour comme on se mettrait autour d'un feu pour une communion du groupe

J'ai mis la chanson des piroguiers en fond de musique de façon à ce qu'ils intègrent le rythme et j'ai petit à petit enlevé la musique pour les laisser entendre leur voix et la percussion qu'ils étaient en train de produire.

Cela semble être très motivant, pour une fois on a été dans la musique active tout le long de la séance et on n'a pas écouté autre chose que la chanson des piroguiers

Patricia a grogné un peu, impatiente mais s'est mise de bon cœur après.

On apprend la chanson petit à petit, dans l'espoir qu'avant la fin de l'année, ils aient intégré les couplets.

J'ai utilisé le petit piano pour la justesse du chant.

Damien et Jonathan sont concentrés et prennent plaisir à ce qu'ils font, Justine chante à tue-tête et avec un grand sourire, on s'est quitté en chantant et ils continuaient à chanter « les piroguiers du Congo » dans l'escalier en partant de l'atelier et ça a du continuer dans la cour.

Atelier N°3

Séance de musicothérapie **N° 7**
Participants : Baptiste -Bastien -Odile - Patricia

Travail autour de la chanson des Piroguiers du Congo

Bastien rejoint le groupe après avoir fait la tête au départ

Baptiste a voulu tout de suite danser avec moi sur le rythme du cd Marcel chanson « les vaches » c'est un changement par rapport aux séances précédentes, il a même entrainé

Bastien dans la danse ce qui a plu a Bastien qui a adhéré et s'est dépêché d'enlever ses chaussures pour nous rejoindre en danse.

Bastien tape d'une manière trop forte sur les percussions et on ne peut plus écouter le rythme de la chanson des piroguiers que je voulais initier avec eux et donc j'ai décidé de leur expliquer la notion du tempo du moins rapide au plus rapide en utilisant avec le bras et la technique du Sound painting, le langage corporel fonctionne mieux que mille explications et donc on a fait une série de dum du – au + fort ou rapide et vice versa.

Odile nous a rejoint plus tard, elle tenait à ce qu'on fasse un rythme ensemble en improvisation sur les instruments de percussion.

Pauline comme Odile aime bien les percussions et nous répond à chaque fois en rythme par contre elle n'aime pas beaucoup initier un rythme.

Atelier N°1

Séance de Musicothérapie **N° 8**
Participants : Aubin, Marie   L'institutrice

Aubin a demandé au début de la séance « la comptine la mère Michelle » l'institutrice et moi avons répondu non qu'il n'y en aura pas cette séance, j'ai expliqué à l'institutrice que vu comment il avait réagi à la chanson et comment il s'était replié sur lui-même comme un fœtus. Et en l'espace d'une seconde, il avait perdu cette ouverture et le rayonnement qu'on voyait sur son visage, il est préférable de ne pas lui faire écouter cette comptine pour le moment et continuer à travailler sur l'ouverture corporelle.

J'ai peut-être tort et il a peut-être besoin de cette régression, en tous les cas j'ai agi dans le ressenti du moment et ce qui me semblait juste dans l'instant présent. On est confronté aux limites de l'interaction quand on essaye de comprendre à la place de l'autre

Aubin construit autour de son écholalie un langage pas toujours compréhensible, je répétais tant que bien que mal ses phrases et comme je me trompe il reformule et veut que je reproduise le même rythme.

Marie arrive à l'atelier en chantant une chanson, pendant la séance elle prend le petit piano, le manipule sous tous les angles et prend plaisir à découvrir tous les sons.

L'institutrice avait pris le ukulélé et moi le kalimba, Aubin le petit Xylophone il tapait en scandant les phrases du style Camélia, ma sœur comme il n'a pas de sœur on se demande si ce n'est pas une chanson qu'il a entendu.

On a décidé de répéter une phrase en musique et de voir s'il va la répéter « ce soir c'est le weekend », son tic verbal « après c'est le bus » est revenu signe qu'on fait intrusion et qu'on l'embête avec notre phrase.

Marie me présente ses pieds pour que je la touche avec l'Agoyo, elle prend l'ukulélé et continue de chanter sa chanson en tordant les cordes et en tapant sur la petite caisse d'Ukulélé.

En fin de séance j'ai mis une musique de relaxation, installé des tapis Marie ne s'est pas allongé, Aubin s'est allongé sur le côté en se frottant un pied sur l'autre et en répétant des phrases lentement et doucement comme il suivait le rythme feutré de la musique et Marie est restée dans son coin en chantonnant une chanson à elle. A la fin elle dit c'est dommage

Aubin avait l'air de prendre son temps pour partir de la séance, il est dans un rythme très lent et c'est l'une des raisons aussi pour lesquelles il est souvent tout seul à la cour de l'IME, autour de lui les autres gamins sont souvent en train de courir.

Conclusion : la séance est source d'apaisement, je constate que tout le long le visage des deux jeunes est éclairé et aucune angoisse n'apparait, Aubin est en contact presque permanent avec l'institutrice et moi et il cherche à attirer notre attention quand on est avec Marie. Marie par contre, se déconnecte de nous par moments et semble se connecter avec elle-même et ignore tout ce qui l'entoure.

Atelier N°2

Séance de musicothérapie **N° 8**
Participants : Damien -Jonathan - Pauline -Justine (absente)

Nous avons utilisé les percussions pour chanter Chanson des piroguiers.

Chacun a chanté à son tour, le but est d'apprendre à s'écouter les uns les autres,

Suivre le rythme de la chanson et développer la mémoire sur une chanson (2 couplets)

Jonathan est toujours aussi turbulent mais canalisable

Atelier N°3

Séance de musicothérapie **N° 8**
Participants : Baptiste -Bastien -Odile - Patricia

Baptiste, Odile et Patricia sont arrivées, Bastien ne voulait pas venir à la musique

J'ai appelé l'éducatrice pour avertir, elle me l'a passé il m'a dit je ne veux pas venir car je n'aime pas la musique, j'ai compris par l'éducatrice qu'il savait qu'il y aurait un film projeté pour les petits et c'est la raison qui le pousse à rester.

L'éducatrice lui dit d'aller à l'atelier musicothérapie et qu'une décision sera prise ultérieurement avec son référent.

J'ai commencé l'atelier et décidé de ne pas l'attendre, il peut toujours se greffer au groupe a son arrivé. On a commencé la chanson des piroguiers, se rappeler le couplet d'abord, pour ce groupe il ne faut pas rester trop longtemps là-dessus, je les sens moins réceptifs et Bastien y est pour quelque chose car Baptiste n'arrête pas de dire « je vais le chercher » je lui ai dit qu'il arrive.

Bastien est arrivé, il était particulièrement turbulent, on sentait bien qu'il voulait rester avec l'éducatrice, Baptiste s'est mis à son tour à être turbulent.

Je voyais l'atelier échapper à mon contrôle et je me suis posée la question comment contenir ce débordement alors j'ai décidé rapidement de me reposer sur Odile et Pauline. La décharge de tension doit passer par le corps donc je lance une danse, Bastien a adhéré, il sautille et glisse entre nos pieds.

Baptiste était encore contrarié, il en veut à Bastien car il était solidaire avec lui dans le mouvement de protestation et il le lâche. C'est intéressant d'observer ces effets subtils de l'interaction entre les deux garçons.

Odile veut que j'improvise avec elle. C'est le deuxième atelier ou elle me demande ça, je sens qu'elle a besoin de ma présence, elle veut me raconter des choses de sa vie chez sa tata, je suis à l'écoute de ce qu'elle dit mais ce n'est pas forcément le lieu. Elle est suivie par la psychologue, je lui en toucherai un mot pour ne pas perturber sa prise en charge.

Patricia est joyeuse, elle danse avec Odile et elle me raconte en dansant qu'elle utilise chez elle le geste du Sound painting que j'utilise pour arrêter le mouvement.

Après cette décharge, ils ont pris chacun un instrument, Baptiste et Bastien voulaient tous les deux le piano, c'était le prétexte pour se disputer, j'ai dit que chacun le prenne 5 mn

Ce moment d'improvisation est l'un de mes moments préférés dans l'atelier et les jeunes doivent le sentir car ils me renvoient beaucoup d'énergie.

··

Atelier N°1

Séance de Musicothérapie **N° 9**
Participants : Aubin, Marie   l'institutrice

Marie est arrivée la première, apparemment elle tirait la main de l'institutrice pour arriver plus vite du coup l'institutrice l'a laissé venir, la salle était encore remplie de la musique de relaxation de la séance d'avant avec les frères Fabien et Laurent que je prends de temps en temps en séance quand l'emploi de temps le permet.

Aubin semble de plus en plus pauvre en mots en improvisation, il compense par des mouvements du corps y a-t-il un lien entre les deux mouvements ?

La chanson vive le vent l'a complètement réveillé, il criait de joie, le mouvement du buste était énergique, pour la première fois Aubin s'est levé et a bougé dans la pièce en rythme, on ne peut pas parler de danse, j'aurai aimé avoir une caméra tellement c'était drôle et touchant, il a réclamé cette chanson plusieurs fois.

Marie elle s'était mise dans un état de fou rire, elle a dansé avec nous et voulait se faire porter c'était presque un tango, un état de jubilation extrême, un sourire lumineux et des yeux qui pétillent.

A la fin de la séance et sans que l'institutrice le lui demande elle m'a dit clairement en dressant la tête « Au revoir Sarah ».

Selon Chantal l'heureux : « il est important de respecter le rythme de croissance psychique de la personne qui est souvent lent et d'aménager un espace transitionnel et nécessaire à une intersubjectivité retrouvée. Pour que les personnes autistes se sentent concernées par les commentaires que nous leur proposons, ceux-ci gagneraient à être ancrés dans la sensorialité des mots ou dans la référence aux sensations éprouvés. En se sentant concernée, la personne autiste retrouve en ce moment-là le sentiment d'exister, jubile et éprouve spontanément un désir de partage émotionnel qui passe par une rencontre dans les regards, ce qui concours à l'édifice du lien à l'autre »

Séance de Musicothérapie N° 9 : mixte des deux ateliers N° 2 & 3

Comme ils étaient nombreux dans cet atelier, j'ai choisi de faire une séance de présentation de chaque jeune aux autres copains à travers un animal qu'il aurait choisi.

Pauline : chat

Moi. Chat

Damien : tigre

Jonathan : tigre

Odile : serpent puis cheval

Justine : cheval

Baptiste : singe

Bastien : singe avec cerceau

Le but du jeu c'est de s'affronter 2 à 2 sans se toucher, on utilise le regard et la voix seulement, les autres doivent observer ce qui se passe

Baptiste a voulu m'affronter moi et cela ne me surprend pas.

Bastien a oublié sa rébellion du début de séance et s'est complétement pris au jeu

Cette séance est particulièrement intéressante pour les jeunes car en prenant le rôle d'un animal, ils se sont autorisés un lâcher prise complet et les corps étaient libérés complétement.

Nous avons fini la séance sur la chanson des vaches de Marcel.

Atelier N°2

Séance de musicothérapie **N° 10**
Participants : Damien -Jonathan – Pauline.

Pauline semble de plus à l'aise, elle prend beaucoup d'initiative, mais à chaque fois elle semble lier les chansons ou instruments à son grand père.

Avec Jonathan le travail corporel autour de la présentation de soi semble porter son fruit, il a changé la posture, il ne se plie plus et se met de plus en plus droit avec plus de confiance, il se présente en tant que président en rigolant.

Damien s'est mieux présenté que la dernière fois en me regardant droit dans les yeux et avec le sourie.

Les musiques utilisées :

Chant de Noël (Jingle bells)

Stromaé : papaoutai

On a fini avec Shakira en danse

Atelier N°3

Séance de musicothérapie **N° 10**
Participants : Baptiste -Bastien -Odile - Patricia

Baptiste s'est mis à côté de la chaine Hifi, je l'ai laissé faire (tu feras le dj j'ai dit) pour le mettre en confiance.

Nous avons mis le cd de Stromae, Bastien était content et insistait pour nous montrer une danse, nous l'avons suivi Odile et moi, il a beaucoup d'énergie.

Baptiste nous a rejoints dans le cercle après pour jouer avec la grande balle.

J'ai mis la chanson Waka de Shakira pour finir la séance, je savais qu'ils étaient impatients de rejoindre l'institutrice pour regarder un film.

Atelier N°1

Séance de Musicothérapie **N° 11**
Participants : Aubin, Marie   l'institutrice

Ils réclament les chansons qui les ont marqué la dernière séance, la mémoire de la musique est très présente.

Aubin reprend avec le djembé les mêmes phrases, il nous raconte tout ce qui l'embête, là où on l'a rouspété exemple « Caca ce n'est pas bon, beurk » on en est toujours au même point, j'en ai profité quand il a parlé du trampoline pour sortir le trampoline et il a dansé en sautillant dessus.

Marie a mal au ventre, elle est pale, mais comme elle aime bien la chanson papaoutai et Britney Spears, elle a oublié son mal de ventre et sautillait sur le trampoline et dès qu'Aubin est arrivé pour jouer, elle a laissé le trampoline. L'institutrice m'expliquait qu'avant ils pouvaient communiquer entre eux mais que plus le temps passe, plus la communication se délie.

Atelier N°2

Séance de musicothérapie **N° 11**
Participants : Damien -Jonathan - Pauline –Justine (absente)

Travail de présentation en musique (se redresser, regarder la personne, sourire et dire bonjour, je m'appelle...) Jonathan a du mal à se redresser, j'ai insisté et il a compris et fini par se présenter en levant le buste et avec le sourire.

Pauline se présente bien, elle est de plus en plus souriante et rayonnante quand elle arrive en séance (il faut que je demande à l'équipe ce qui a pu impulser ce changement)

Damien a commencé la séance en pleurant et en disant qu'il ne veut pas aller chez son père, je l'ai pris à part 2mn pour qu'il m'explique ce qui se passe, le fait de se sentir écouté et compris l'a soulagé et on a pu continuer la séance.*

Les jeunes ont réclamé une séance de relaxation, ils m'ont décrit leur couleur préféré et les paysages ou ils s'imaginent être et ce qu'ils y faisaient (ex : Bleu, la plage, manger une glace) ils ont du mal à s'allonger vraiment et se laisser aller, on y est arrivé à la fin de la séance et c'était l'heure de partir, gérer le temps de la séance fait partie aussi des difficultés à gérer, il faut pouvoir se dire Au revoir tranquillement.

Atelier N°3

Séance de musicothérapie **N° 11**
Participants : Baptiste -Bastien -Odile – Patricia, Charlotte

Baptiste pour une fois n'était pas là le premier, il allait nous rejoindre plus tard.

Patricia, et Odile sont arrivées avec une nouvelle copine Charlotte

Charlotte m'a demandé si elle pouvait faire la séance avec nous, j'ai dit oui à condition que son référent soit d'accord, c'est important que les jeunes sachent qu'on ne peut pas faire n'importe quoi à n'importe quel moment, il faut respecter le cadre.

J'ai appelé l'institutrice qui m'a donné son accord. Bastien traine les pieds comme à son habitude avec un sourire malicieux

Les filles m'ont réclamé la chanson « les vaches » de Marcel Orchestra, je leur ai dit que je leur faisais découvrir une nouvelle chanson sur les oiseaux de « Edelbert ». Nous l'avons écouté deux fois.

Charlotte était ravie, elle a fait beaucoup de jeux avec le djembé et imitait des animaux.

Bastien a passé la séance à jouer à autre chose, il était à côté de nous, sa façon à lui de se faire remarquer par Charlotte.

Baptiste est arrivé à la fin de la séance, je n'ai pas compris sur le coup la raison.il réclamait une écoute, je l'ai vu pleurer après avec une institutrice. Il voulait certainement me raconter ce qu'il a sur le cœur après l'entretien qu'il avait eu avec un responsable à l'IME.

Séance de Musicothérapie N°12- mixte des deux groupes

L'équipe est restreinte aux éducateurs pendant les vacances scolaires.

Le groupe des petits a fait une séance cinéma avec un film le pirate des Caraïbes, bien sûr Bastien commence par ne pas vouloir venir et dire qu'il ne veut pas regarder le film, L'éducateur lui fait remarquer que c'était l'activité du moment et qu'il faut qu'il fasse comme les autres, il a fini par s'installer avec les autres enfants et une fois le film commencé, il était absorbé et il était parmi ceux qui voulaient regarder le film jusqu'au bout.

A la pause on a demandé qui voulait finir le film et qui voulait venir en musicothérapie. Baptiste, Pauline, Patricia et Charlotte ont choisi l'atelier musicothérapie.

J'ai demandé à Charlotte de se présenter en musique 9 ans, elle est en famille d'accueil et vient d'intégrer l'IME.

Le groupe n'étant pas le même, une nouvelle énergie s'est dégagé, les activités proposées : Musique de Stromaé (formidable et papaoutai) en tournant autour des chaises et donc concentration, échauffement de la voix, également percussions en écoutant la chanson des piroguiers qu'ils n'ont pas trop l'air d'apprécier aujourd'hui et donc je la laisse de côté pour le moment.

Ce qui revient souvent dans la bouche comme une façon de se distinguer de Baptiste « je n'ai pas envie » il veut faire le DJ, ou alors il veut participer mais de loin, alors je lui ai fait remarquer que s'il ne se met pas dans le cercle avec le groupe, il ne peut pas participer et donc l'implication corporelle est requise pour qu'on fasse attention à lui.

Il a fini par nous rejoindre, il a pris le piano flute et j'ai demandé à chacun de faire un rythme mais cette fois ci en écoutant entièrement ce qui est proposé et dans le silence, tout le monde a respecté la consigne sauf Baptiste à qui il a fallu que je rappelle vivement qu'il faut respecter les règles.

Nous avons fini la séance sur une chanson d'Edelbert.

L'énergie de cet atelier était particulière et donc la relation et les effets l'étaient aussi.

Il y a eu une vingtaine ou plus de séances de Musicothérapie et comme je ne pourrai pas tous les décrire dans ce livre, cela risque d'être long et répétitif même si aucune séance ne ressemble à l'autre.

Synthèse des séances du groupe 1- Marie et Aubin :

L'observation de plusieurs séances avec Aubin et Marie nous permet de constater une évolution positive, certes le rythme de chacun est différent néanmoins ils se tolèrent, respectent le temps de chacun et s'écoutent mutuellement à travers le médian musique que je leur propose.

Marie apprécie quand je lui parle doucement, elle sent cette attention et accroche mon regard « instant de holding »

Aubin sort de ses répétitions et accepte le changement, il a pu écouter plusieurs musiques et interagir avec moi à travers elles et on est loin de la première séance ou il ne voulait écouter que la comptine « la mère Michelle ».

Il écoute les musiques des jeunes de son âge et à travers une chanson qui l'intéresse particulièrement comme la chanson d'Edelbert « les oiseaux dans les grands magasins » il arrive à finir une phrase quand on lui annonce le début de la chanson, l'institutrice me confirme qu'il a pu le faire en dehors de la séance de Musicothérapie.

Aubin investit de temps en temps le bas du corps quand la sensation embarque le corps à travers une chanson du style vive le vent ou les oiseaux dans les grands magasins.

Il écoute, sourit ou rit aux éclats avec un écho sonore strident parfois c'est sa façon à lui de s'accorder avec nous.

Marie accepte les musiques mises pour Aubin et danse des fois dessus. Elle s'adosse moins au mur et se met dans le cercle plus facilement et interagit avec nous à sa manière en mettant aussi les musiques qui l'intéressent style Britney Spears, Jennifer Lopez, Shakira, des fois Stromaé, ce qui fait qu'elle est plus présente à la relation qu'avant et aussi plus dans le mouvement du corps en dansant en rond toute seule ou avec moi.

Marie me reconnait les jours de l'atelier et court vers moi dès qu'elle me voit et m'ignore royalement les autres jours car ce n'est ni le jour ni le moment et ça aussi il faut l'accepter, la relation est aussi une question de moment opportun et il faut accepter d'incarner juste une fonction, pour Marie j'étais la fonction « Musique ».

Il y a eu aussi quelques moments ou les deux ont demandé le même morceau de musique, et qu'on a pris à nous quatre le même instrument avec le même rythme et cette rencontre musicale en groupe a été l'un des moments où on se dit « c'est possible et ça peut se reproduire ».

J'ai pu aussi voir que l'imaginaire de l'autiste est riche, nous avons assisté l'institutrice et moi à une séance ou Aubin est parti dans un discours en étant sur un ballon qui bouge qu'il a imaginé étant un bateau et il a développé tout un discours autour de ça.

Je prends conscience que cela se passe dans le moment présent et que la régularité des séances maintient le lien et l'interaction et il faut accepter quand Aubin après quelques absences revienne au point de départ, à rappeler les premières séances ou il voulait accaparer exclusivement mon attention ou celle de l'institutrice.

Synthèse des séances avec le groupe 2- Damien, Pauline, Justine, Jonathan

Ce groupe me parait plus solidaire et l'interaction entre eux est fluide, même s'il existe des frictions parfois.

Jonathan accepte mieux les consignes, se prête au jeu de rythmes et trouve de plus en plus sa place dans l'atelier, il ne se cache plus derrière sa voix de petit enfant peureux quand il n'arrive pas à s'affirmer vis-à-vis de ses copains, il suit le mouvement du moins c'est ce qui se passe dans l'atelier musicothérapie.

Damien prend confiance et ne se cache plus derrière sa timidité qui cache un malaise vis-à-vis de la femme, les jeux de danse et de regards et mon attention des fois particulière l'ont beaucoup touché, se sentir écouté est synonyme parfois de « je suis aimé et digne d'intérêt »

Justine est toujours souriante et partante pour le chant, le jeu de rythmes, etc. mais je me suis demandé si cela reflète son état émotionnel du moment où est ce qu'elle veut laisser voir d'elle. J'ai compris le jour où elle n'était pas bien, un débordement émotionnel et des larmes qui ne s'arrêtaient plus. Elle s'est renfermé sur elle-même, j'ai attendu le moment qui m'a semblé juste pour lui dire que je comprenais sa souffrance et que j'étais là pour elle, ça l'a apaisée.

Pauline me montre un visage de plus en plus radieux et sa position corporelle de fœtus et son visage fermé du départ a radicalement changé. Elle semble être en harmonie et dans une posture plus en confiance, elle est des fois tyrannique avec ses copains et sait ce qu'elle veut, elle cherche aussi souvent à se démarquer et à attirer l'attention à travers les caprices comme un enfant qui a manqué de ce regard et qui n'a pas exercer cette tyrannie sur ses parents.

Synthèse des séances avec le groupe3- Bastien-Charlotte-Baptiste-Patricia-Odile

Odile était souvent plus dans la relation et la recherche de faire plaisir à l'adulte, j'ai réussi à lui faire passer le message suivant « fais-toi plaisir d'abord » à travers le rythme et les percussions qu'elle aime bien.

Elle se faisait jeter des autres jeunes et c'est peut-être pour cela qu'elle recherchait la relation à l'adulte.

J'ai trouvé un moyen pertinent pour l'intégrer et la faire accepter des autres jeunes dans la séance. Je l'ai mise d'office dans un projet de création d'une chorégraphie avec les autres. Chacun devait avoir un rôle et me l'expliquer, et le résultat est forcément le fruit du groupe, elle a pu trouver sa place car j'ai validé le fait que chacun est indispensable et depuis elle est sollicité pour danser avec les copains, elle retrouve une relation avec eux plus solide et plus fluide, et par ce biais-là, je lui redisais encore « fais-toi plaisir ». J'ai eu des échos de l'équipe comme quoi elle est de plus rayonnante au sein de l'IME et que sa mère a été surprise, car ce n'est pas le cas chez elle, sa relation avec sa mère est compliquée mais Odile semble avoir beaucoup d'affection pour et elle m'en parle avec des termes positifs.

Bastien était réticent à venir au départ à l'atelier et maintenant qu'il se sent investi et indispensable au groupe, il est très motivé, l'interactivité et le regard positif que je lui porte le stimule. Le bémol c'est qu'il se fait vite influencer par Baptiste, j'ai pu faire comprendre à Baptiste que je comprenais ce qu'il faisait et il a arrêté, l'autre bémol ou point positif c'est qu'il est dans une créativité permanente et il faut diriger cette énergie et la canaliser dans un projet qui le porte et c'est ce que j'ai fait dans cet atelier quand j'ai compris qu'il aimait bien créer des musiques ou des chorégraphies, et faire l'artiste.

Pauline et Charlotte sont partantes pour toutes les activités que je propose et surtout pour la danse et les percussions, cela m'a donné l'idée de cumuler les deux activités dans un jeu en mettant les djembés au milieu. Charlotte respecte le lieu et l'atelier depuis qu'elle a compris qu'on peut lâcher prise et s'amuser sans pour autant manquer de respect et à l'adulte et au matériel et les autres copains. J'ai pu introduire ce volet éducatif à travers les jeux d'animaux qui peuvent se parler, se menacer et ne pas passer à l'acte.

J'ai atteint mes limites avec Baptiste qui passe d'une implication dans le jeu et la musique à une posture « je suis le dj ou je fais forcément quelque chose de différent pour me sentir exister ».

À travers les échanges que j'ai pu avoir avec les professionnels de l'IME, il a le même comportement partout, la peur de l'échec l'empêche de faire les choses. Un manque de créativité qui est peut être lié à ce manque de confiance, et d'où le sentiment de jalousie qu'il doit ressentir vis-à-vis de Bastien et c'est ce qui le pousse à vouloir influencer Bastien en lui disant «c'est nul » pour qu'il arrête ce qu'il est en train de faire. La relaxation lui fait du bien et c'est le seul moment où il semble lâcher prise car il se retrouve est au même niveau que les autres et il peut rêver.

Le cas de Baptiste m'interpelle et me fait prendre conscience qu'on ne peut vouloir pour l'autre et assumer le fait que mon désir pour lui d'être plus créatif pouvait ne pas rencontrer son désir à lui. J'ai fait face à mes propres limites, cela m'oblige à chaque fois à revoir ma posture de thérapeute, il faut être attentif à soi pour être attentif à l'autre.

En général la musique interactive a permis à ce groupe de tisser des liens et de créer ensemble.

Conclusion

J'ai fait des séances de musicothérapie dans l'IME pendant pratiquement une année scolaire et je ne peux pas toutes les décrire.

D'une manière générale, les résultats obtenus même minimes m'ont permis de confirmer mon hypothèse de départ à savoir que la musique interactive a pu susciter des motivations et des expériences relationnelles, j'ai fait la synthèse dans les pages précédentes en expliquant mes observations pour chaque jeune et chaque groupe.

La conclusion de ce travail ne peut être quantifié car il aurait fallu faire une étude comparative à travers d'autres groupes sans musicothérapie ce qui n'était pas possible et donc cela émane de l'observation des groupes que j'ai suivi, de ma réflexion personnelle et d'échanges avec l'équipe pluridisciplinaire de l'IME et de consultations d'autres musicothérapeutes avec qui j'échange régulièrement.

A travers ces ateliers, j'ai pu mesurer les effets ressentis de part et d'autre et le chemin parcouru par chacun.

L'interaction avec les jeunes m'a fait prendre conscience de mes ressources d'empathie, d'écoute et aussi de créativité. Egalement du décalage des fois entre le désir de l'autre et du mien. L'interaction est parfois beaucoup plus subtile que ce que l'on peut imaginer.

L'accordage et l'adaptation au rythme de l'autre est essentiel dans cette relation thérapeutique et impulser cet état motivationnel via la musique ne peut se faire qu'en s'adaptant au rythme de l'autre en étant dans un mouvement permanent de soi vers l'autre mais de l'autre vers soi.

Je me suis rendue compte que nos échanges musicaux amélioraient l'état émotionnel des jeunes et ils savaient que j'étais à l'écoute et prête à accueillir ce qui pourrait émerger lors des séances et ils n'hésitaient pas à le faire et d'un autre côté cette interaction me donnait beaucoup d'énergie et de ressources que je peux leur renvoyer à mon tour.

L'interaction est différente aussi selon le ressenti du moment, les jeunes ont pu lâcher prise complètement quand ils ont compris que ma présence était bienveillante et sans jugement, prendre conscience de la posture de l'autre fait aussi bouger cette interactivité et peut faire évoluer ces états de motivations.

L'interaction via le médian qu'est la musique est la rencontre de deux ou plusieurs créativités et donc se représenter ce qu'est l'autre qui est différent de soi et être en mouvement envers lui et aussi envers soi.

Nos interactions, notre vécu personnel, notre sensibilité et notre empathie peuvent elle suffire à impulser une amélioration thérapeutique ? Je me pose cette question et je sais que j'ai encore beaucoup à apprendre et surtout à désapprendre.

Bibliographie

« Le packing avec les enfants autistes et psychotiques » Dr Pierre Delion-Edition érès.

« La musicothérapie interactive- une approche nouvelle avec des enfants autistes, polyhandicapés et leur famille » Amélia Oldfield - Edition l'Harmattan

« La mère suffisamment bonne » Donald Winnicott- Edition Payot

« L'autisme ou le bruit de la rencontre, contribution à une clinique des processus thérapeutiques » Chantal l'Heureux Davidse

.

Annexe 1

Why Music Makes our Brain Sing ?

By ROBERT J.ZATORRE & VALORIE N.SALIMPOOR

Published : June 7,2013 –New York Times

« MUSIC is not tangible. Youcan't eat it, drink it or mate with it. It doesn't protect against the rain, wind or cold. It doesn't vanquish predators or mend broken bones. And yet humans have always prized music — or well beyond prized, loved it.

In the modern age we spend great sums of money to attend concerts, download music files, play instruments and listen to our favorite artists whether we're in a subway or salon. But even in Paleolithic times, people invested significant time and effort to create music, as the discovery of flutes carved from animal bones would suggest.

So why does this thingless "thing" — at its core, a mere sequence of sounds — hold such potentially enormous intrinsic value? »

*Robert J. Zatorre is a professor of neuroscience at the Montreal Neurological Institute and Hospital at McGill University. ValorieN. Salimpoor is a postdoctoral neuroscientist at the Baycrest Health Sciences' Rotman Research Institute in Toronto.

A version of this op-ed appeared in print on June 9, 2013, on page SR12 of the New York edition with the headline: Why Music Makes Our Brain Sing.

Pour voir l'article en entier, taper l'adresse internet ci-dessous :

http://www.nytimes.com/2013/06/09/opinion/sunday/why-music-makes-our-brain-sing.html?

Annexe 2

Pour des raisons de droits d'auteur sur le site de CAIRN INFO, j'invite le lecteur à aller sur le site pour télécharger les articles concernant l'autisme de Pierre Delion et Bernard Golse en tapant l'adresse du site ci-dessous :

http://www.cairn.info/autisme-etat-des-lieux-et-horizons